# 「中医学」が効く！

病気を防ぐ
若さを保つ
ストレスに克つ

徐福中医研究所 代表
何 仲涛
KA CHUTO

フォー・ユー

# 発刊に寄せて

原因不明の皮膚病になり、日本の病院だけでなく、アメリカの病院にも通いましたが、いっこうに治る気配はありませんでした。全身に湿疹ができ、痒みも痛みも伴います。どの病院でも、飲み薬、塗り薬を渡されただけで、それ以上の治療は受けられませんでした。対症療法でしかなかったのです。

服用したり、塗ったりすると、一定の効果は現れます。しかし、やめてしまうと、また湿疹が広がるという症状を繰り返していました。季節の変わり目や、汗をかく季節になるとひどくなりました。服用を続ければいいのではと思われるかもしれませんが、ステロイド系の強い薬で、副作用もかなりあるので、飲み続けると、かえって危険だったのです。

そんな治療を三、四年続けていたでしょうか。もうこのままではどうしようもない。何か異なった、西洋医学以外の治療があればと思い始めたのですが、何が有効なのか皆目検討がつきませんでした。そんな時、何仲涛《かちゅうとう》先生を紹介していただいたのです。

ご紹介くださったのは、長年私の主治医であった山王病院の下条ゑみ先生でした。それまで漢方薬や鍼灸とは無縁でしたが、下条先生のご紹介ですからこれは確かだと思ったのです。

なぜなら、下条先生は、国立国際医療センターに勤務されていた頃は、田中角栄元首相が日中国交回復の調印式に行くときに同行されるなど、歴代の総理大臣の主治医をされていた方だったからです。こうした要人を診てこられた先生からの、何先生は、日本にいる中医学の医師の中では、もっとも信頼がおける先生であるとのアドバイスでしたので安心できました。


何先生の治療を受けて、四年が過ぎ、お陰様で皮膚炎は完治しました。湿疹がとれても、過労になるとぶり返したりしていたのですが、この一年、過労状態でも、湿疹が出なくなったのです。実をいうと、先生の治療を受けている間も、西洋医学の病院にはかかっていて、飲み薬をもらっていたのです。しかし、この一年、処方はしてもらっていません。必要がなくなったのです。


初めて何先生の治療を受けた時、私の皮膚炎の様子を見て、あまりにもひどいので、

「これは手に負えないかもしれませんね」

と開口一番言われました。患者としてはわらをも掴む思いで診ていただいているのです

が、正直な先生だなと思い、かえって親しみがわいたものです。治るとは期待していなかったからかもしれません。

　続けて、何先生は、

「自己免疫力を回復することが何より大切なんです」

　ともおっしゃいました。

　実際、何先生の治療は、自己免疫力を高めてくれたと思っています。だから完治したのです。皮膚炎ですから、下着をシルクのものに変えたり、石鹸、洗剤なども肌にやさしい負担のかからないものを探し続けていましたが、何ら効果はありませんでした。身体の中から治していかなくてはならなかったのです。

　中医学の良さは、皮膚炎なら皮膚の悪い部分を治すだけでなく、身体全体を正常な状態に戻すことではないでしょうか。それが免疫力をつけることなのです。

　私は（二〇一二年）五月で七三歳になりましたが、現役で仕事をしています。老いていくのは仕方がないことかもしれませんが、その速度を遅らせる、あるいは疲労が生じても、すぐにとれるような身体であれば、長く元気でいられると思っています。私としては、せめて八五歳までは、元気で、ゴルフもでき、家族や周りの者たちに迷惑をかけるようなことはしないようにしたいのです。

皮膚炎の治療は終わったので、西洋医学であれば、もう病院に行かなくていいということになるのでしょうが、私は、これからも何先生の治療を受け、免疫力の維持に努めます。

*

日本は高齢化社会に入っています。免疫力を高める中医学は、今後重要な役割を果たすのではないでしょうか。私自身の経験を通じても西洋医学と東洋医学の良いところを取り入れていくことが重要であり、そのニーズも高まっていくと思いますので是非とも行政としても検討していただくことを望みます。

東洋医療が正式な医療として現在認知されないのは、科学的な根拠が証明されないことにあります。私の皮膚炎がなぜ治ったのか、科学的に証明できなければ、たまたまだったかもしれないと判断されてしまうからです。

幸い私が親しくおつきあいしている国際医療福祉大学の学長北島政樹先生が、アメリカでもっとも評判のいい病院メイヨークリニックと提携しながら、漢方に科学的な根拠をとり積極的に推し進めているところです。北島先生は、一五年ほど前から取組んでいますので、必ずや証明してくださるでしょう。1日も早く証明してくださることを期待しています。

私は、西洋医学だけでなく、世界の医療を取り入れて行くべきだというのが持論です。それが日本の医療の進歩につながるからです。ことに中医学は、個人差はあるかもしれませんが、私には漢方薬も鍼灸も副作用のないところが素晴らしいと思っています。副作用で苦しんだ私だからこそ、より実感できるのです。

また、何先生からは、中国の養生法を教えていただきました。自然治癒力が大事であり、適度な運動、適度な休養、適度な食事、私も食事は腹八分目を心がけるようになりました。バランスをとることです。

中医学の良さをもっと多くの方々に知ってもらうことが、将来的に「中医学を正式な医療に」との声をあげることにつながるのではないでしょうか。そのためには、まずは中医学とは何か知ることでしょう。そのとっかかりとして何仲涛先生の著書を読むことから始めてみてはいかがでしょうか。

アフラック（アメリカンファミリー生命保険会社）　創業者・最高顧問　大竹美喜

目次



## 第1章 ストレスに打ち克つ身体をつくる

## 第2章

# 鍼灸・養生法でストレスをためずにリラックスできる

## 第3章 なぜ、鍼灸治療が身体の若さを保つのか？



## 第4章 がんから生活習慣病まで中医学のアプローチ

付録

カバーデザイン◎風間シゲキ
本文デザイン・DTP◎アスラン編集スタジオ
協力◎福沢一郎

# 第１章

# ストレスに打ち克つ身体をつくる

## あらゆる病気の根本にはストレスがある

がんや動脈硬化、心臓や脳の病気といった大病がなぜ引き起こされるのだろう。

そこにはさまざまな原因が考えられるが、**それらの根本にあるのがストレスなのではないか。**

会社の上司や部下、友人や家族などとの人間関係がぎくしゃくしている。仕事もうまくいかない――。

バブル崩壊後の「失なわれた二〇年」の中で、ストレス社会と言われるようになり、誰もがストレスを以前より多く抱えるようになってしまった。

**多くのストレスにさらされ続けた私たちの心と身体のバランスが崩れ、変調をきたす。**

そして、ついには大病を引き起こす。まさに、「病は気から」ということだ。

ストレスがたまればたまるほど、健康を害するし、老いも早く訪れる。

「先生、私ががんになったのは、やはりストレスのせいでしょうか」

と患者が医者に尋ねる。すると、

「そうかもしれませんね」

と医者も応じる。ただし、断定はしない。「かもしれません」なのだ。ストレスが重篤な病気を引き起こすかどうかは、医学的には（今のところ）証明できていない。

タバコの吸い過ぎで肺がんになる、酒の飲み過ぎで食道がんになる、あるいは大腸がんが増えているのは、日本人がアメリカナイズされ、食生活では肉をよく食べるようになったからだ、といったことは医学的にも証明されている。

ところが、**なぜタバコを吸い過ぎるのかというと、ストレスが関係していることが多い。酒の飲み過ぎも同様だ。**肉食が増えるのも、ストレスがたまっていて、やけ食いだったりすることはよくあることだ。

がん以外でも、たとえば糖尿病の患者の場合、悪化することで、腎機能障害になったり、脳梗塞を起こしたり、視力が極端におちたりする。この場合、糖尿病が原因だと断定できる。

それではなぜ糖尿病になってしまったのかというと、

「先生、私が糖尿病になってしまったのは、ストレスのせいでしょうか」

と医者に尋ねる人もいる。すると、医者は
「そうかもしれませんね」

と応じる他ない。でも断定はできない……。

とにかく、何らかの病気になる、重篤な病気だろうが、生活習慣病であろうが、昨今その原因は、ストレスからであることが圧倒的に増えてきたように思う。ストレス性疾患こそ現代病なのだ。

医者も同じことを思っている。血糖値が上がり、糖尿病予備軍だということが分かると、医者は、**糖尿病にならないための〝秘訣〟**を教えてくれるからだ。

「ストレスをためないことです」

と。しかし、そう言われても、**現代の生活環境、ビジネス環境の中では、ストレスを防ぎきることは、もはや神業でしかなくなった。**

日本人の仕事振りは、男性はもちろん、最近は女性も長時間労働で、朝は毎日同じ時間に出社し、けっこう夜遅くまで仕事をしている。それなのに次の朝は、決まった時間に起きる。自宅と会社の距離もけっこうあって、下手すると二時間近くかけて、毎日それもぎゅうぎゅうづめの電車に乗って通勤している。

これでは疲れとストレスがたまるだけだ。中国人の私から見れば、無理をしているのではと思わざるをえない。

今の医療では、心療内科という科があり、うつ病やパニック障害など、心因性が原因の病気の治療にあたっていて、抗不安薬や抗うつ剤が処方される。

内科や外科ではストレスが原因で、がんになったとしても、ストレスを抑える治療などはなく、悪性腫瘍を取り除くことが第一になる。

問題はこれらの治療で、病気の根本原因であるストレスが解消できたのかどうかだ。解消できていなければ、新たな病気を引き起こす可能性は大だ。

## 中医学――四〇〇〇年の歴史を持つ中国の伝統医学

最近、不定愁訴《ふていしゅうそ》という言い方が、医療の現場に限らず一般的にも使われるようになった。何かとイライラする、ぐっすり眠れない、すぐに疲れがでる。そこで、何らかの病気になったのでは、と不安になり病院に行く。すると検査をしましょうということになる。一週間後、いやもっとかかるかもしれないが、結果を聞きに病院に行くと、

「別に悪いところはありませんでした」

と医者から言われ、スゴスゴ引き揚げることになる。

**症状はあるのに、病名を特定できないものを、不定愁訴という。**

何かとイライラする、ぐっすり眠れない、すぐに疲れがでる、といった症状も、おそらくストレスからくるものだろう。検査の結果、何も分からなくても、そのままにしていると、重篤な病気になってしまうことがある。

がんにしても、身体のどこかに腫瘍ができているなんていう自覚症状はないのだから、発見されたときは、かなり進行していて、手遅れという事態にもなりかねない。
日本の医療の現場では、医者も、「ストレスのせいだろう」とは思うものの、どうしていいのか分からない。医学の教科書には出てこないことだからである。
ストレスがたまればたまるほど、なんらかの病気になる、これは仕方がないことであり、お手上げでしかないのだろうか。

そんなことはありません。ストレスがたまっていっても、それに打ち克つ身体であればいい。身体のどこかが弱くなっていると、ストレスがたまれば、その弱い部分に病魔が襲いかかる。ということは弱い部分をなくせばいいということだ。
このことは、最近の日本人も分かっていることで、テレビの健康番組では、

**「免疫力を高めましょう」**

**「血をサラサラにしましょう」**

といった特集が多くされるようになった。いいことだとは思うが、血をサラサラにするためには、こういうものを食べるといいですよ、といった内容であることが多い。

こういった番組で紹介された方法を実践していれば、たしかに免疫力が高まるのかもしれない。血がサラサラになるのかもしれない。ところが、人は、本来めんどくさがりやで、ズボラなものなのだ。三日坊主で終わることが多い。

糖尿病の治療では、これも自覚症状がないこともあって、最初から治療を受けない人、あるいは途中でやめてしまった人が、四割ほどもいるそうだ。

ではどうすればいいのだろうか。もちろん医学で治療にあたらなければいけない。

ただしここで言う医学とは、西洋医学のことだ。日本の大学医学部は、西洋医学を教えているところで、したがって、日本の病院は西洋医学に基づいた治療をしている。ここまで医学、医療としてきたのは西洋医学の医学、医療ということであり、医者も西洋医学の医者のことだった。

しかし**世界には、西洋医学以外の医学もある**。

私は中国で生まれ、医者になった。でも西洋医学の医者ではなかつた。四四歳のときに日本に来て、もう二〇年ほどになるが、この一〇年間は、鍼灸院、漢方薬局を開設し、鍼灸の治療にあたっている。

私が学び、体得した医学は「中医学」。したがって私は中医師だ。といっても中医学はまだ日本では馴染みがないだろう。日本中医学会が創設されたのは、二〇一〇年の八月のこと、創設されてまだ数年でしかない。

**中医学とは、四〇〇〇年前に確立された中国の伝統医学のことだ。**漢方、鍼灸を用いて治療にあたる。漢方の「漢」は中国大陸のことで、「方」は医術のこと。

漢方、鍼灸は、皆さんご存知だろう。しかし、日本で行なわれている漢方薬治療は、「日本漢方」と言われている。また、**漢方、鍼灸を合わせて、「東洋医学」と言われることが多いが、私は中医学を日本に普及させたいのだ。**

日本では、鍼灸治療は鍼灸師が、漢方処方は、医者か薬剤師がしている。棲み分けがされているのだが、**中医学は、一人の医者が鍼灸治療も、漢方処方もする。**

日本に長くいて分かったことは、**今行なわれている日本の漢方は昔の中医学に拠っているということだ。**つまり、その後、発展した今の中医学が取り入れられていないのである。こんな不幸なことはない。

## 「病気になる前」に治すという考え方

ぜひとも知ってほしいことは、中医学は、予防医学であり、若さを保つための医学であるということだ。

日本は、高齢化社会を迎えてしまった。老いた人ばかりになっていくということだ。その中で健康を害している人ばかりになってしまっては困るだろう。

皆さんが元気であれば、これからの日本も十分に成長していけるということだ。

「未病」

という言葉が日本でも浸透してきた。つい最近のことだ。テレビのCMで使われたからだろう。中国ではあたりまえのように使われる言葉だ。

**未病というのは、まだ病気にならない状態**を指す。病気になっていないのだから、治療など必要ないだろうと思う人もいるのかもしれないが、ストレスはたまりつつある。イライラなど症状も出てきた。そういう人たちに医者は治療をしていかなくてはいけないのである。中医学ではそうしてきた。

『漢方の歴史』（小曽戸洋著・大修館書店刊）によると、医者には上工、中工、下工の区別があり――昔の中国では、医者のことを工、もしくは医工と呼んでいた――『霊枢《れいすう》』という書に、

〈上工は未病を治し、已病《いびょう》を治さず〉

とあるとのことだ。已病とはすでに病気になってしまったことを指す。「已病を治さず」とは極端な言い方のような気がするが、意味するところは、

〈上級の医者は病状が発現しないうちに見抜いて治療を施すもので、病状が悪化してからはじめて治療を施すのはランクの低い医者だ。〉

ということになる。となると、病気になってからその病気を治す日本の医者は、皆さんランクの低いほうになってしまう。失礼な話だと思われるだろうが、これはシステムの違いであり、中医学では、今も未病治療にたけている医者こそが名医なのだ。

これは、国を治めることと変わりがないとも記している。『素問《そもん》』という書には、

**〈聖人は、すでに病んでしまったものを治すのではなく、未病を治すものである。また、国がすでに乱れてしまってから治めるのではなく、まだ乱れないうちによい政治を行うものだ、と古くからいわれる。〉**（注・太字は筆者）

と記してあるという。政治と比較されると説得力があるような気がしてきませんか。

余談になるが、『霊枢』と『素問』は、今から二〇〇〇年ほども前に出た中国最古の医学理論書『**黄帝内経**《こうていないけい》』一八巻の内容を伝えるものだとされている。医学理論書としては一級の古典書であり、鍼灸の医学理論書でもある。この頃に、医学書がまとめられたということは、中医学が成立していたということで、医者は、殷の時代にはいたということだから、今から約四〇〇〇年前ということになり、中国の医療は少なくとも四〇〇〇年もの歴史があるのである。

理解してほしい。西洋医学では、医療とは、病気を治すことなのだが、中医学での医療とは、健康であり続け、若さを保つことが第一で、そのための予防医学なのであって、イライラや不眠という症状が生じたら、不定愁訴などという診断はしないで、しっかり治療にあたるということだ。

そして、そのための治療法も確立されている。もし**病気になってしまったら、元の健康な身体に戻し、免疫力を高めて、以後、健康を維持し続けてもらう**ことなのだ。鍼灸治療は痛みをとり、身体のホルモンや自律神経のバランスを良くするので、精神的に安定させる。漢方薬は、症状を治し、免疫力を高めていく。両者の治療を受けることで、健康が維持される。

別々に治療を受けるのではなく、ひとりの医者に診てもらった方が患者にとっては楽だろう。中国ではそうしてきた。

日本でも、**医療費が高騰していることもあり、なるべく医者にかからないよう健康維持が重要視されるようになった**。脂っこい食事をとらないようにとか、運動をしましょうといったことが声高に言われるようになったのは、意外と最近のことだ。

実は、これらは未病段階での治療なのである。**日本には食事療法、運動療法という言い方がある。これは、中医学では養生法と言う**。だからこそ中医学を取り入れるべきなのだ。これからの時代、健康志向の日本人と中医学はマッチングするはずだ。

［2000年前の紀元前の戦国時代の医学理論書『黄帝内経』］

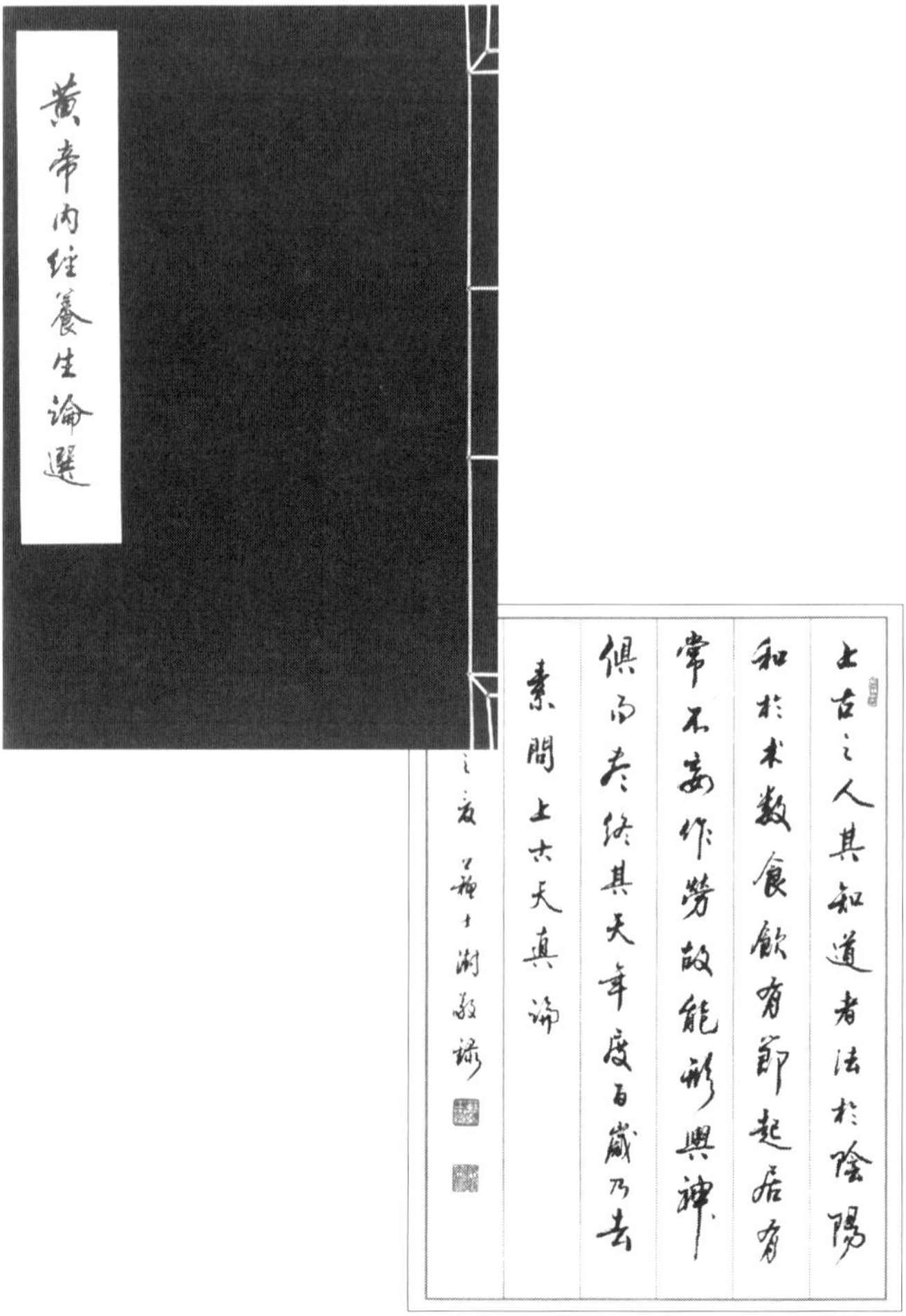
黄帝内经養生論選
上古之人其知道者法於陰陽
和於術數食飲有節起居有
常不妄作勞故能形與神
俱而盡終其天年度百歲乃去
素問 上古天真論

## 西洋医学の医者も認めた中医学のストレス治療

鍼を刺したり、お灸を据えたり、漢方薬を服用することに抵抗を感じている人が、日本人の中には意外に多いような気がする。**なぜなら非科学的だと思っているからだ。漢方薬を処方する西洋医学の医師もかなり増えてきたが、まだそう思っている医師は少なくないだろう。**

酒谷薫《さかたにかおる》先生もそうだった。専門は脳神経外科。それが今は、日本中医学会の理事長を努めている。日本中医学会は先生の尽力で創設できたようなものだ。

酒谷先生が中医学に関心を持ったきっかけは、自らのストレスを中医学で治すことができたからだ。

先生の著書『**なぜ中国医学は難病に効くのか　脳神経外科医がみた「不思議な効果」**』（PHP研究所刊）、『**東洋医学が教える脳の「養生法」**』（実業之日本社刊）に経緯が書かれているので、詳しくはこれらの本にあたってほしい。ここではかいつまんで紹介することにする。

酒谷先生は、たまたま中国の病院に赴任することになった。一九九五年のことだ。脳神経外科や神経科学の研究指導のために、北京市の中日友好病院に派遣されたのだ。

〈日本の多くの医師と同様に、**私も科学に基づく近代西洋医学こそ最も優れた医学**であると思っていました。ところが、その治療効果を目の当たりにして、次第に東洋医学に魅せられていくことになったのです。〉（注・太字は筆者。原文はすべて太字）

（『東洋医学が教える脳の「養生法」』より。以下同）

東洋医学という言い方をしているが、正確には中医学だ。中医学が日本ではまだ馴染みがないから、東洋医学としたのだろう。ここでは中医学とさせていただく。

赴任して二年ほど経ったある日のこと、異変に気がつく。口の周りにニキビのようなものが出ている。当時四〇歳を過ぎた頃だったのでニキビができる年ではない。しばらく観察すると、診察や手術の時には出ない。中国人の若い医師たちの研究を論文にまとめたりする、臨床に従事しない仕事をする時に、決まって出てくる。ストレスがたまっているなとは感じたものの、この時点では、ほっておいた。すると、

〈夜中に胃がキリキリと痛み、あまりの痛さに目が覚めるといったことが何度か続くよ

うになったのです。〉

密かに

「がんではないのか？」

との疑いまでかける。

しかし、医者という職業は、自身の病気については、すぐに検査をしてもらおうとか、治療してもらおうとはしない。行動に移すまで躊躇《ちゅうちょ》する。病気の中身を熟知しているので、ほんとうにがんだったらこんな恐ろしいことはないからだ。酒谷先生も同様だった。

それがたまたま廊下を歩いていたら、中医学の先生、中医が向こうからやってきた。

「そうだ」

と先生は思ったそうだ。この際、中医学で診察してもらおう、**中医学がどんなものか分かるはず**だと考えた。

診断の結果、胃だけでなく、肝（臓）と脾（臓）にも熱があるということになった。それも西洋医学のように機器を使った検査の結果ではなく、問診や腹診、脈診、舌診（後述）をした上での診断だった。

「目は充血しているし、顔も舌も赤いですし、〝舌苔《ぜったい》〟は普通の人より黄色っぽいでしょう」
と中医は言う。赤いというのは体内に熱があることを示している。
「目は肝と関係していますので、肝に熱があると考えます。それからニキビは口の周りにできているでしょう。口は脾と関係していますから、脾に熱があると考えるのです」
酒谷先生にとっては、胃が痛むのだから、胃に熱があるというのなら分かるけれど、肝や脾に熱があると指摘されて意外だった。ところが、
〈「汗をよくかきやすいのではありませんか。脾に問題があると汗をかきやすくなります」
「おしっこも黄色でしょう。肝に問題があると、黄色くて濃い尿が出るようになるのです」〉
**と指摘され、それが図星だったもので、これはおもしろい、この先生の治療を受けてみようという気になった。**
漢方薬が処方される。酒谷先生は中医師に尋ねた。ふだんの生活で気をつけるべきことはあるかと。これが日本の病院で西洋医学の医者だったら、
〈「ゆったりとした生活が一番ですよ。睡眠も十分にとってください」などと言うところ

でしょう。〉

要するに、病気にならないための〝秘訣〟「ストレスをためないことです」ということなのだが、中医学の先生からは、

〈**「今の生活をそんな簡単に変えることはできないでしょう。当分はこの薬を飲むだけでいいですよ」**〉（注・太字は筆者）

と言われ、びっくりする。ただ、

〈「肉を少なくして、野菜を多めに。食べる量も今までより少なめに」

「苦瓜（ゴーヤー）は熱をとる作用がありますから、できるだけ食べて」〉

というアドバイスはあった。

すると一週間後にはニキビが減り始め、身体もスッキリしたという。何よりがんではなかった。ストレスからくるもので、体内のいくつかの臓器に熱があることが分かり、熱をとる漢方薬を処方された結果、一週間で効果が出たということだ。

以来、酒谷先生は、中医学のとりこになった。

〈中国漢方の診断・治療とはどのようなものかということです。

私はこの点に関して、全く誤解していました。

中国漢方の診断治療とは、直感と経験を中心にした、曖昧《あいまい》で非論理的なものと思っていたからです。**中医と知り合った当初、私は東洋医学に何か神秘的なイメージを抱いていていて、医学というよりも、哲学か宗教の類いのようなものではないかと考えていたところがあります。**このように思っているのは私だけでなく、読者の皆さんの中にも結構多いのではないでしょうか。

ところが、実際の中医の診断治療法に接し、その根底にある医学理論の教えを受けているうちに、**それが大きな誤解**であることがわかってきたのです。

**彼らはきわめて分析的に診断を行い、そして論理的に病態を考えながら治療を進めていたからです。**〉（注・太字は筆者）

と中医学を医学として評価する。

## ストレスによる顎関節症を鍼灸で改善

顎関節症《がくかんせつしょう》って聞いたことがあるだろうか。昔よりずっと増えている。ストレスによって引き起こされることが多く、最近は学生や新入社員、中年の女性に増えている。顎《あご》がカクカクと鳴ったり、口が大きくは開かなくなったり、痛みも感じる。不眠、精神不安定、自律神経のバランスが崩れて胃の痛みを伴うこともある。

西洋医学では歯科で治療を受けることになるが、マウスピースのようなものを渡され、矯正治療をしていく。この費用がバカにならない。トータルで二、三〇万円ほどかかってしまうこともある。

**鍼治療では、一〇回ほど通えば改善される例が多い。日本で保険が効かないとしても一回五〇〇〇円、一〇回で五万円。歯科治療の四分の一の費用ですむ。**

私のところで顎関節症の治療を受けた女性がいる。都内で開業している女性歯科医、神谷恭子（仮名）さん、五三歳。治療する立場の人が顎関節症になってしまった。そこで自ら西洋医学の手法で治そうと思ったのだが、治らない。そこで私のところに来た。

編集部でインタビューした治療の経緯を紹介する。（注・神谷氏の発言の太字は筆者）

——顎関節症になってしまったそうですね。

神谷　はい、歯科医ですので、一日中器具を持って治療にあたっています。集中して、患者さんの歯の治療にあたっていますので、どうしても手、腕、首、肩に負担がかかるのですが、ついに顎まで達してしまったわけです。

——職業病ということですか？

神谷　それだけではありません。**精神的なストレスもかなりあったと思います。**私の場合、更年期に入っていましたし。

——ひと通りの治療はされた？

神谷　顎関節症の治療はだいたい歯科医がします。いくつかのタイプがあるのですが、私の場合、咀嚼筋《そしゃくきん》障害だと自分で診断し、そのための治療、マッサージ、スプリント（マウスピース）を入れたりしたのですが、効果はなかったのです。

――セオリー通りの治療をしたのに、なぜ効果が出なかったのでしょうか。

神谷　ストレスからくる部分が大きかったのでしょう。首や肩のこりがひどかったのですが、歯を食いしばって治療にあたっていると、ストレスがたまり、こりになって現れるのです。

――そこで何先生を紹介してもらい、中医学での治療を受けることになるのですが、鍼灸治療に抵抗感はなかったですか。

神谷　たしかに私は西洋医学を学んできたわけですけれど、こりの治療法としての鍼は、歯科医の治療法としてありますし、私はできませんが、歯科医の中には鍼治療ができる方もいらして、最近は漢方薬とともに注目されています。

ただ、私の場合、以前、肩こりがひどかった時、ある鍼灸師を紹介してもらったことがあります。ところが最初の治療で鍼を打ってもらったら、全身に湿疹が広がり、中止したことがありました。

――それでは何先生の治療を受けるのは不安だった？

神谷　そうです。でも紹介してくださった方が、湿疹など出なかったし、治ったというので受けてみることにしました。

とにかく症状が最悪でした。顎関節症というのは、口が開かないし、痛みを感じるのですが、それがひどくなっていく一方で。外食の時は、固いものはまず食べられません。柔らかいもの、たとえばハンバーグでも、ナイフとフォークで、細かくして、口の中に入れていました。よけいにストレスがたまっていったのです。夜寝てからも、痛みで何回も起きてしまいますし、ぐっすり眠れませんでした。

　このままだと歯科医を続けて行くことはできない。医院をたたもうと真剣に考えていましたから、藁《わら》もすがる思いで、何先生の治療を受けたのです。

――実際に治療を受けてみてどうでしたか？

神谷　湿疹が出るようなことはありませんでした。要するに鍼灸治療に問題があるわけではなく、鍼灸師の技術の問題だということです。**どこが弱っているのか、そのツボを探し当て、そこに鍼灸をしていくわけですが、探し当てる技術に差があるということでしょう。**鍼灸の治療を受けて、かえって悪くなったという例は、よく聞くところです。

　何先生は優秀だったということです。**鍼を刺されても、痛みはあまり感じませんでした**し、**お灸をしてもらうと、とても熱いんです。**でも、自分でしてみると分かるんですが、**熱い方が効き目があるのです。身体の中まで入っていく感じがすごくします。**

――効果が出てきたのは、治療を受け始めてから、どのくらい経ってからですか。

神谷　すぐに劇的な効果はでませんが、徐々に良くなっていく感じはしていました。一週間に一度の治療で、二ヶ月経ったころには、口が開くようになっていましたし、ハンバーグがふつうに食べられるようになりました。今、**治療を始めて七ヶ月経ったところですけれど、ほとんど治っています。**完全にとは言い切れないのは、相変わらず歯科医の仕事を続けているからです。集中して、腕を使い、歯を食いしばって治療にあたりますから、ぶり返すことがあるんです。ぶり返すといっても、以前のようなひどい症状ではありません。

――漢方薬も飲まれていたそうですね。

神谷　はい、更年期障害の症状もでていたわけで、ホルモンのバランスが崩れていたり、血のめぐりも悪くなっていたと思うのですが、漢方薬を飲み続けたおかげで、かなり改善されたと思います。

――元気になられた？

神谷　そうですね。**体質改善になりました。**以前はお風呂に入れなかったのです。仕事を終えて、家に帰ると、疲れきっていて、何をする気も起こらない。もともとお風呂は好きなんですけれど、入る気にならず、シャワーで済ませていました。

それが、**何先生の治療を受けて一ヶ月ぐらい経ったころには、家に帰っても疲れがそうでもない。お風呂に入れるようになったし、痛みがとれて夜も眠れるようになったのです。**

実を言うと、顎関節症になったころから、出血が止まらなくなったのです。そこで婦人科で診察してもらったら、**子宮体がん検査の結果が疑陽性で、子宮体がんの疑いあり**とのことでした。何先生の治療を受け始めてから、一ヶ月経ち、再検査を受けたところ、陰性ではあるけれど、怪しい細胞があるとのことでした。それが、**六ヶ月経って、再び検査を受けたところ、完全に良くなっている**との診断だったのです。正直、これはすごいと思いました。

——中医学の治療を受けて良かったと思いましたか。

神谷　はい、**鍼灸治療で痛みがとれ、漢方薬で免疫力が高まっていった**のだと思います。西洋医学では、顎関節症になり、口が開かない、痛みがあるという症状があれば、それを治していく。それで終わりなわけですが、中医学は、全身医療、総合医療だということです。だから体質改善にもなるし、ストレスが改善されたことが何よりです。

——中医学を日本でも普及させていくべきだと思いますか。

神谷　そう思います。

# 第２章

# 鍼灸・養生法でストレスをためずにリラックスできる

# 気功こそ最高の養生法、透視能力も身につく!?

「養生法」は、未病を治すことを第一に考える、中医学の重要な分野だ。ストレスをためない方法でもある。

日本でも一時ブームになった気功こそ、**身体の健康維持をする、予防医学としての養生法の大事な手段として、中国人の中に深く浸透してきたものだ。**

ふたたびブームが訪れ、こんどは日本に定着してほしいものだ。

気功はスポーツではない。身体を動かすことを目的とするのがスポーツだろう。気功は、呼吸の調節をしながら、呼吸を意識して、それだけでなく自分の意識、心をコントロールできるようにしていくことが求められる。すると、身体はリラックスする。

気功というと、朝方に公園で、ゆっくり身体を動かしている人たちのことを思い浮かべ

**［馬王堆導引図（紀元前の長沙古墳から発掘した気功練習図）］**

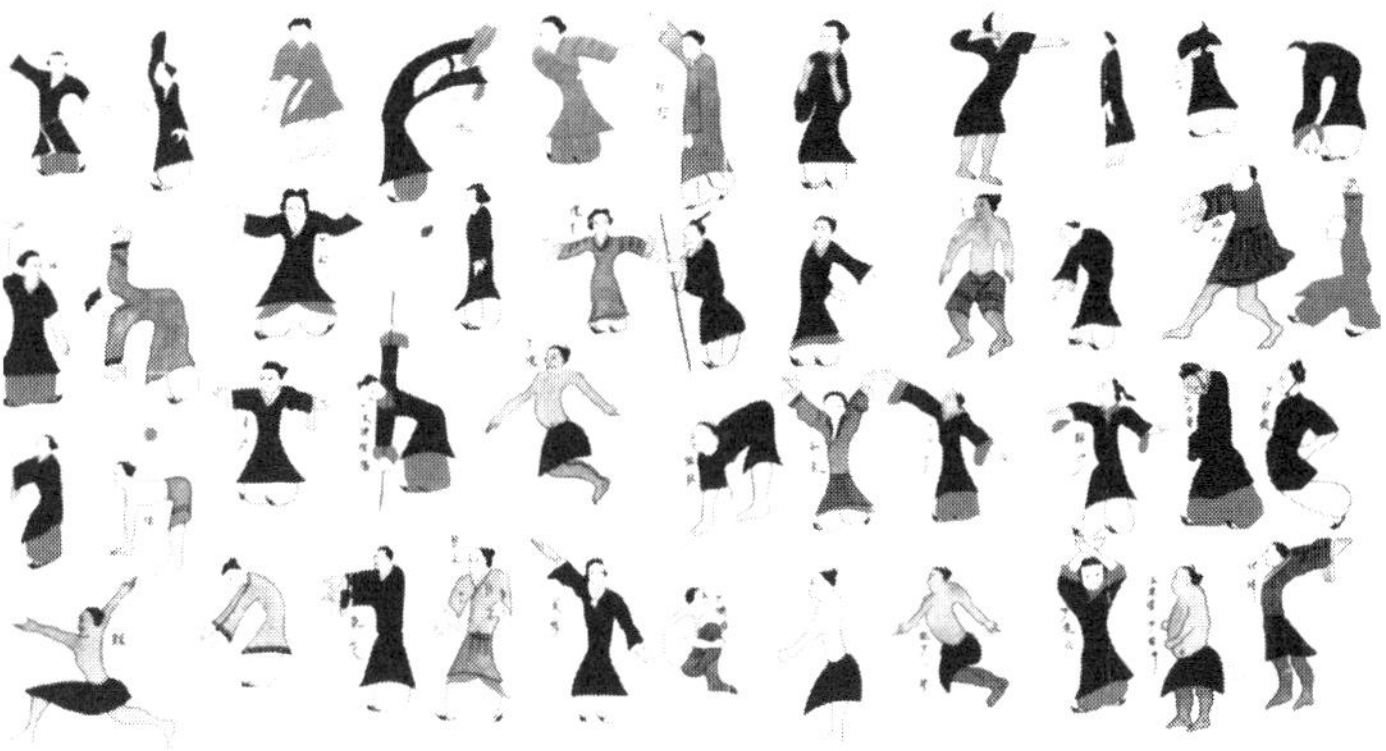

出典：湖南省博物館蔵

るだろう。実際、中国でもいたる所で見られる光景だ。

あのゆっくりした動作は、意識的にやろうとしてもうまくいかない。**呼吸や意識が調節できるようになると、自然にゆっくりとした動作になる。**

気功には、「動気功」と「静気功」とがある。

動気功とは、自然に身体が動いて、呼吸を調節し、さらに心も意識も調節していくものだ。朝方の公園での動きは、動気功。

中国では朝方の気功は生活の一部になっている。指導する人はたいていはボランティアで、お金をとらないから何百人も集まってくる。あるいは企業や団体グループでお願いをしたり、少額を出し合い、先生を呼ぶ。健康に強い関心があり、集中して毎日続けないと、身につかないし、呼吸、心の調節ができなければ、健康は保てないと思っている人たちが集まってくる。

残念なことは、日本ではけっこうなお金をとって、教室で教えているということだ。だから公園でも数十人がいいところだ。

静気功とは、座って、立って、寝て、そのままでは身体を動かさず、意識をコントロールして、呼吸を整えるものだ。


**中医は、気功を習得していないとなれなかった。**なれなかったと過去形で書くのは、最近はそうでもなくなってきたからだ。少なくとも私たちまでの世代(一九四〇年代生まれ)は、気功をみんな習得していた。気功＝健康法なので、未病の診断力をつけるために必要だったし、何より医者自身が健康でなければいけないからだ。

気功を会得し、最高のレベルに達すると、驚くべきことだが、透視能力まで身につくようになる。意識や心をコントロールできるからだろう。

今から一八〇〇年も前の話、三国時代、魏の国王、曹操はひどい頭痛があって、当時一番の名医、華陀《かだ》に診てもらうことになった。診察したあと、華陀は単刀直入に言った。

「脳に腫瘍があるので、すぐに手術をしなければいけません」

と。MRIもCTもない時代に、**なぜ腫瘍があることが分かったのか。透視能力があったからだと言う他ないだろう。**

これこそ最高の名医ということになるのだが、今、透視能力のあるレベルの中医師は中国でも二、三人しかいない。残念ながら私にはない。最高の名医になるためには、幼いころから気功を一所懸命になって習得しないといけなかった。

# なぜ試合前のアスリートに鍼灸が欠かせないのか

鍼灸治療をすると、**最初に現れる効果は、精神的に落ち着くことだ。痛みをとるからだ。**だから睡眠もよくとれるようになる、ここが西洋医学にはない特徴だと思っている。

ストレスが大病の原因になることは、最近の西洋医学でも認められるようになったが、ストレスの解消は、医療の範疇《はんちゅう》ではなく、患者自身で解決しなければいけないとされている。

**精神的に落ち着くのだから、鍼灸は、医療ではない分野でも、力を発揮する。**

中国では、スポーツ大会には必ず鍼灸の専門家がスタッフとして参加する。打撲、捻挫《ねんざ》、筋肉を痛めたりすると、鍼灸治療をする。でもそうした治療のためにだけいるのではない。

大会前は誰もが緊張する。性格によっては、力を思う存分発揮できない人もいる。あるいは練習のしすぎ、調整の失敗などで、大会当日、試合に臨む前に体力を消耗している場合もある。こういった人たちに、**鍼治療すると、リラックスできるので、選手が本来持っている力を出すことができる。**

オリンピックに出場するクラスの選手になると、専属の鍼灸専門家がいるほどだ。日本では、スポーツ分野では、鍼灸が取り入れられているようだ。『スポーツ鍼灸の実際』（福林徹、宮本俊和編、医道の日本社刊）によると、

〈スポーツ選手の鍼治療の受療状況に関する報告はいくつかあるが、おおむね25％〜35％が鍼治療を受けている。また、プロ野球やＪリーグのトレーナーの多くが鍼灸マッサージ師の免許を有している。〉

との記述があり、スポーツの世界では、かなり注目されていることがうかがえる。ありがたいことだ。ただし、スポーツにつきものの、捻挫や打撲といった整形外科的な治療のための鍼灸であって、精神的にリラックスさせるためには、まだ使われていないようだ。

# 受験に合格するためには鍼灸が必須！

中国の病院にいた時、**受験前になると、大勢の受験生が鍼灸治療を受けにきたものだ。リラックスして、睡眠が十分にとれ、自分の力を最大限に発揮できるからだ。**

喘息《ぜんそく》持ちや、アレルギー性鼻炎の人が、その症状がひどい時、あるいは女性の場合、生理のときに受験にぶつかることもある。実力を出せず、合格できないと困るだろう。よくある話だ。持病のある人たちも、受験前に鍼灸治療をすることで、自分をいい状態に持っていく。日本でも、ぜひ導入してほしい。

受験生もそうだが、パソコンと一日中対峙しているビジネスマンは、眼精疲労に陥る。だから、最近のビジネスマンは、皆さん目薬を持ち歩いていて、一日に何度も点眼しているという。それで効果がでているだろうか。

**眼精疲労は、目薬を使っても、いい効果がでない。**

中国の学校では目のツボの体操が取り入れられている。目のツボをマッサージすることで眼精疲労を防ぐのだ。視力の改善にもなる。中国の学校の体育の先生は、みんなこのマッサージができる。マッサージでも良くならなければ、鍼治療ということになる。


鍼灸は、ふだんの生活の場でも適用できるということだ。

たとえば正月、おもちを食べて、喉につまらす高齢者がでてくる。中には死に至る方もいる。中国の中医学医院では、**気管と食道に効くツボに鍼灸治療をして、吐き出させている。命が助かる。**素晴らしいでしょう。

## 体質に合わせた食事をとるのがベスト

人の体質は、だいたい二通りに分かれる。「ほてり」と「冷え」の人がいる。このどちらに属するかによって、養生法も異なってくる。

ほてりのタイプの人は、顔がいつも赤くて、目は充血しやすい、乾燥肌をしている。ほっぺたはほてり、唇は赤い。舌も赤い、乾燥している。舌のブツブツ、中国では苔というのだが、苔は黄色。顔に赤いブツブツ、にきびがでやすい。喉も痛みやすい。汗をかきやすい、尿に色がついている。

こういう人は、冷やす食事をとることだ。**豆腐、苦瓜《にがうり》、スイカ、冬瓜《とうがん》、緑の大豆、胡瓜《きゅうり》は熱を抑えてくれる。**

逆に身体を温める食事をすると良くない。たとえば唐辛子を食べると、喉が痛くなり、歯が痛くなり、顔にブツブツがでる。目の充血がひどくなる。精神的にもいらいらする。

冷えのタイプの人は、寒がりで、顔色が青白く、唇の色は薄く、青白い。舌は白っぽい。苔はなく、潤っていて、乾燥していない。お腹が冷え、手足も冷えている。むくみがち。尿は透明色、すぐにトイレに行きたくなる。

こういう人は、身体を温める食事をとることだ。**生姜、香辛料、唐辛子、山椒、牛肉、羊肉などがいい。**肉でも豚肉は身体を温める力があまりない。

四季によって、身体に変化が起きる。四季に応じて養生法も変えていくことだ。

**春は春菊、シソ、生姜などをよく食べることだ。シソは花粉症予防にもなる。**

暑い夏は、汗がでるので水分をとらなければいけない。**スイカで水分を補充するといい。**冬瓜《とうがん》もいいし、緑の大豆――中華料理によくでる――、レンコン、蓮の実のスープなど。

**秋は肌が乾燥するので、梨や桃を食べて潤うようにする**ことだ。

山芋は胃腸を丈夫にする。ただ現在は栽培種が多く、昔のものとは成分が違うのだが、食べないより食べた方がいい。

**冬になると寒く、血のめぐりが悪く**なり、しもやけになったりする。**身体を温める生姜、羊の肉、牛肉を食べるといい。**

## 不妊治療、生理不順にも改善効果あり

　ここで私自身のことを紹介させていただく。私は東京の代々木で、「徐福《じょふく》中医研究所」を経営し、「**徐福漢方薬局**」「**徐福鍼灸院**」を併設している。マンションの一〇階にあるが、一階の入り口に看板を出していない。オートロックなので、看板があったとしても、気軽には入れないだろう。すべて予約制をとっている。それでも経営的に十分成り立っている。

　二〇〇五年のことだった。日本で鍼灸についての交流大会があった。中医学を研究している日本の医療機関の三人の専門家と、私が講演をした。

　日本人の専門家は整形外科の患者さんが九割だと報告していた。それも、年齢層は六〇代後半から、七〇代の高齢者が多いとのことだった。

　ところが、**私の患者では、整形外科的な病気で来院するのは全体の一五％にすぎず、むしろ婦人科、内科が多く、年齢層も若い女性が中心で、二〇代、三〇代が多いと報告した。**

参加者から大いに注目（羨ましがられた？）されたのは言うまでもない。

抗がん剤、放射線治療の副作用緩和、免疫力増強
不妊症（男女）、習慣性流産、妊娠中毒症
生理不順、月経困難症、無月経、子宮内膜症、子宮筋腫、卵巣のう腫、更年期障害
冷え性、生活習慣病（高血圧症、糖尿病、肥満）、肩こり、腰痛、変形性膝関節症、
胃腸障害、膠原病など
花粉症、アトピー性皮膚炎、喘息を始めとするアレルギー性疾患

徐福鍼灸院はこれらの病気で通院する患者が多い。WHO（世界保健機関）が認めている疾患（178ページ参照）には、とても及ばないが、治療に自信のあるものばかりだ。保険治療はしていない。すべて自費診療になってしまう。それでも患者さんが次から次へとくる。

ことに不妊症の患者が多い。宣伝をしていないのに、口コミで広がり、不妊症で悩んで

いる方々が訪れる。私自身は残念に思っていることがある。なぜもっと早く来てくれないのかということだ。実は不妊症も、ストレスが原因で悪化していくからだ。

私のところに来る患者のほとんどが、いくつもの病院にかかり、一向に妊娠する気配がない。体調もすぐれず、精神的にもおかしくなる。精神的にというのは、夫婦それぞれの実家から、

「孫の顔を早く見たい」

と責められるのが辛いそうだ。

そこで私のことを聞いて、藁にもすがる思いで来院する。皆さん、顔は青白く元気がない。これまでどんな治療をしてきたのかを聞くと、それは長い話になる。そして必ずといっていいぐらい、**涙が混じる。本人は悔しいのだ。**

**なぜ妊娠しないのか、自分自身に欠陥があるからだと思い込んでいる。**

様々な不妊治療を受けても、改善しない、妊娠をしないというのは、一方的に自分のせいだと深く悩む。

不妊症の女性が、妊娠しないだけなら、肉体的苦痛はそうはないはずだが、現実はそんなことはない。生理痛、生理不順、性交痛、といった症状を伴う。痛みばかり感じるから、

［ 治療にあたる筆者 ］

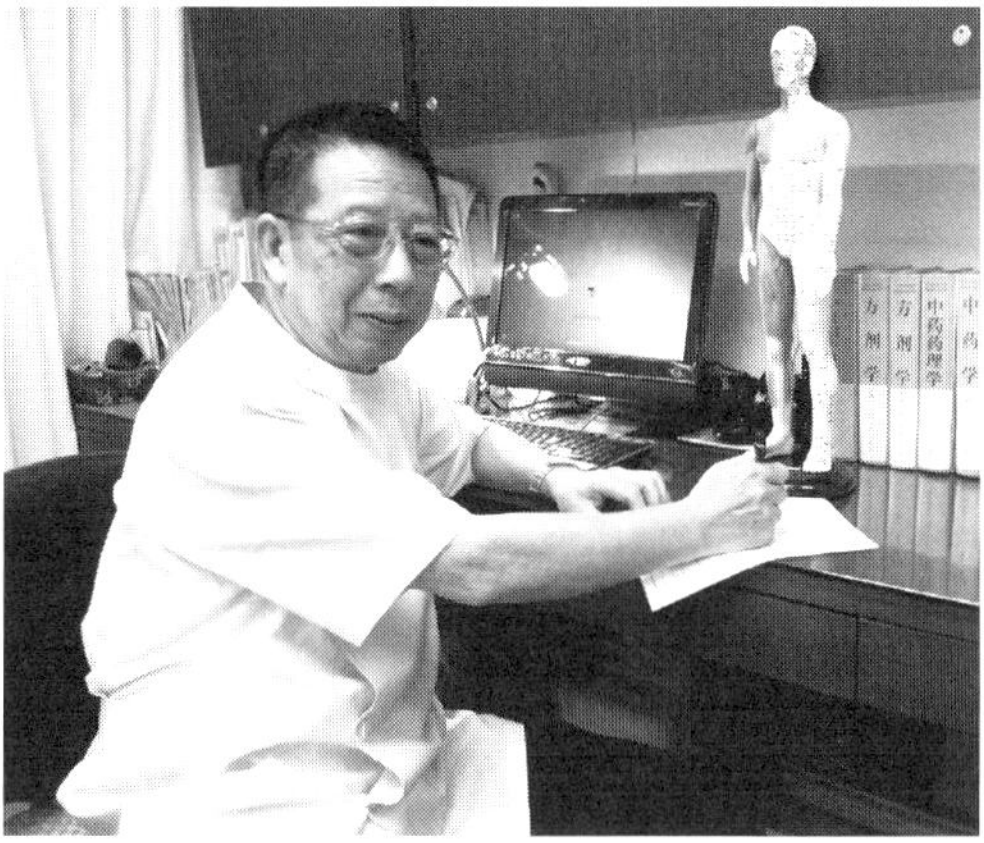

不眠症にもなる。生理不順は、イライラばかりが募るだろう。

西洋医学で婦人科外来にかかると、子宮内膜症といった診断をされ、ホルモン療法を受けることになる。多少、症状は改善するかもしれないが、ぶりかえしたりすることもある。ストレス改善の治療はしてもらえない。

不妊の人は、様々な検査を受け、いろいろ治療も受けるので、かえっていっそうストレスになる場合が多い。それでも妊娠できないとなれば、かなりの精神的ダメージにもなるだろう。

結婚歴一三年、三七歳。三年間某大学病院の産婦人科に通院している女性がいた。子宮内膜症と診断され、ホルモン療法と人工授精を受けていた。しかし改善の兆しはなかった。生理不順で、あっても量が少ないし、腹部と肛門に激痛が走る。イライラ、不眠は慢性化していて、腹部の膨張感があったという。

私のところに来て、問診をした時、驚いたのは、

**「何度も自殺を考えました」**

と言ったことだ。そこまで精神的に追い詰められていた。

そこで**鍼灸治療を施した。すると、すぐに生理がきた。**治療が終わり、わずか三〇分後のことだ。本人は不思議がる。というのも治療を受ける二日前に生理がきて、数滴の出血があったからだ。それが鍼灸治療を受けたわずか三〇分後にきたのも不思議だったし、何より、量が増えたことが不思議だった。本人は感激し、通院を続けることにした。漢方薬も本人の希望で、併用した結果、すぐに生理が定期的に来るようになった。

何度目かの生理が来る日になったのに、こんどは来ない。不安になったが、実は妊娠していたことが判明した。双子を出産した。

正直に言うが、この例は最高にうまくいった例である。実際は、一年ほど通院して、一

週間に一、二度鍼灸治療を受けていただき、妊娠するという方が多い。

**一般の病院では、妊娠させるためには、体外受精によることが多い。**体外受精が日本では一番の治療法になっている。ところが、体外受精でお産できるのは、二〇％にすぎないと言われている。妊娠はするのだが、産むところまでいかないということだ。

鍼灸治療をすると、まず睡眠がとれるようになる。メンタルな面でまず落ち着く。**自律神経のバランスを調節する作用がある**ので、たとえば胃腸の機能の調節作用があり、食欲不振、便秘、下痢の改善効果がある。

すると精神的にも肉体的にも元気を取り戻すので、妊娠しやすくなるのだ。ここが重要だ。

一般の病院では、不妊症は、精神的な症状より、物理的な検査の結果を重要視する。たとえばエコー検査、血液のホルモンの数値などだ。メンタルなことを患者が訴えても、「ここは頑張ってもらう他ありません。改善効果がでるまではね」などと医者から言われるだけだろう。

中医学は、メンタルな面も重要視するので、たとえば睡眠がよくとれるようになれば、改善効果があったと判断する。

## 四年間、不妊治療を受けていた女性が二年で出産

人工授精、なんと一一回、体外受精二回、顕微受精二回を受けたのに、出産には至らなかったという女性が、私のところに来院したことがある。結婚して八年、不妊専門外来を受診して四年も経っていた。

鍼灸治療と、漢方薬を併用して治療したところ、三週間後に不眠改善、痛みが軽減していった。**三ヶ月後には、生理痛、性交痛をそれほど感じなくなり、半年経ったら、生理の周期が正常に戻った。**一年三ヶ月後には、訪れるべき生理が来ず、妊娠検査を受けたところ、陽性反応が出て、その後、無事出産に至った。もちろん体外受精ではなく、性交による妊娠だった。

不妊専門外来に四年も通っていたのに、中医学の治療を受けたら、一年ちょっとで、妊娠することができたのである。

この女性は、四年間も不妊専門外来に通っても妊娠に至らなかった。最初から、私のところに来てくれれば……、と思う。

ただし、私は、この女性が通った不妊専門外来を、間違った治療をしていたと、批判しようとは思わない。いや、正しい治療をしていた。不妊なのだから、妊娠させるためにはどうすればいいのか、西洋医学のマニュアルに従っていたにすぎない。

これは以前、勤めていた医院での統計なのだが、不妊症の患者のうち、妊娠・出産にまで至ったのは、約四〇％だった。四一例のうち、一七例が出産したのである。この四一例は、すでにふれたように、それまで何年も不妊治療を受けてきたばかりの方々だ。

体外受精の二〇％に比べれば二倍であるが、私としては高い治療率を目指したい。そのためには、**もっと早い段階で中医学での治療をしていただければ、妊娠率、出産率は上がっていく**だろう。西洋医学の病院が中医学を取り入れてほしい、と願う理由の一つである。

# 中医学の不妊治療は性生活も向上させる！

不妊は女性にばかり原因があるわけではない。「草食系男子」という言い方が最近されるようになったが、男性の精子の造精機能が落ちているのは事実だ。昔に比べて下がっている。これも不妊の大きな原因になっている。しかし**鍼灸治療によって、精子の造精機能を高めることができる**。精子の運動機能が高まり、量が増えていく。

中国での例だが、三四歳の男性の治療をしたことがある。最初の結婚は、五年しか続かなかった。子宝に恵まれなかったのが原因だった。この時点では、この男性は、女性側に子どもができない原因があると思っていた。

ところが、二度目の結婚でも恵まれない。さすがに自分にも原因があるのではと気づき、総合病院の泌尿器科で診察を受けたところ、「乏精子症」と診断される。

ショックだったのは、

「治療不能です。お子さんは諦めてください」

と医者から宣告されたことだ。

でも本人は諦めることができなかった。朝鮮人参、ツバメの巣、鹿の角など、これがいいと勧められたものは、なんでも試してみたが、何ら効果はでない。さすがに諦めかけていたところ、私がいた医院を紹介され、診察を受けた。


私がしたことは、鍼灸治療と、漢方薬を煎じた薬液を飲んでもらうことだったが、まず精神的に落ち着くことができた。乏精子症と診断されて以来、精神的にイライラが募るようになり、**疲れがひどくなり、ストレスが高じていた。**

それが治療後は本人が、

**「不思議ですね」**

**と言うぐらい、落ち着くことができた。**私は、最初から、

「時間がかかりますよ」

と言っていたので、その男性もすぐに効果がでることは期待していなかったのだが、精神的に落ち着くことができたことが、とても嬉しかったという。

さらに、**その男性が驚いたのは、子どもの時からの持病であるアレルギー性鼻炎、頭痛が治ってしまったことだった。**

一年ほどして、泌尿器科にかかったところ、

「良かったですね。精子の数が増えていますよ」

と言われる。それから半年後、奥さんから妊娠していることを告げられ、感涙した。出産も順調にすすんだ。

ストレスが原因で夫婦生活がうまくいかない、勃起障害になる人も多いようだ。これも鍼灸治療で機能改善ができる。

なぜなら鍼灸治療で、男性でも自律神経のバランスやホルモンのバランスが改善されるようになるからだ。

したがって、私の鍼灸院で本格的な不妊治療にあたる時は、夫婦で来てもらうようにしている。夫の方にも原因があることが分かれば、夫婦ともに治療の対象になる。**妊娠、出産だけでなく、夫婦の性生活の改善にもなる。**最初は、どちらかというと鍼灸治療を疑いの目で見ていた夫が俄然、喜ぶことになる。

## 中国で帝王切開が少ない理由は

出産での悩みに逆子がある。日本では医療点数が高いということもあり、帝王切開で出産という例をよく聞く。

ところが、中国では、帝王切開はまずしない。中国では、足の先端にあるツボにお灸をする。すると八〇％以上は治る。したがって医療費はかからない。

お灸をしているさなか、

「先生、もう治りました」

ということもあれば、何回か続けてから治る場合もある。子宮や骨盤の関係もあって個人差はある。

日本人である私の妻の妹は、お灸で逆子を治した。だから日本でも、この方法を普及させようと思い、ある産婦人科の医者に話をしたことがある。

「先生は無料で逆子を治してしまう、これは困ります」
と真面目な顔で文句を言われてしまった。

どちらかというと、お灸は、虚弱体質の人や、慢性的な病気に使う。糖尿病、狭心症、リウマチ、膠原《こうげん》病、腰痛、胃の痛み、生理痛に効果がある。内臓機能の働きを良くする。血のめぐりを良くする。要するに虚弱になった体質を、元気な身体にする。

**お灸をすると、熱がツボから奥まで伝わり、局部がピンク色になる。あるいは水ぶくれになり水疱になったりする。すぐに水泡ができるのは、それだけ弱っているツボにあてているということだ。**

# 鍼灸で誰もが確実にダイエット

肥満は女性にとって大敵のはずだが、自己抑制がきかないのか、肥満の女性があとを断たない。美容上の問題だけではない。肥満の女性には、不妊症の人も多い。肥満になると、足のむくみ、生理不順がよく見られる。

原因の一つは過食だ。ストレスが牽引になっていることが多い。**鍼治療は、食欲を抑える効果がある。**鍼を刺すことで、自律神経の調節を司る視床下部に情報を伝えるので、食欲をコントロールしてくれる。食欲は正常になり、肥満ではなくなる。

ダイエットに鍼治療を！

生理痛がひどいという理由で私のところを訪れる患者がけっこういる。一般の婦人科外来なら、子宮筋腫、子宮内膜症、卵巣のう腫といった診断が下される。私のところでは、

「瘀血証《おけつ》」という診断を下すことが多い。瘀血証とは、血がドロドロになっている状態のことを指す（78ページで詳しくふれる）。

婦人科で卵巣のう腫、子宮内膜症といった診断を下され、手術を勧められることもある。卵巣のう腫との診断を受けた女性が手術のためのベッドの空きを待っている間、体調を整える目的で、私を紹介され、鍼灸治療を受けた。すると体調どころか、卵巣のう腫まで入院する前に治ってしまい、婦人科の医師が驚いたという例が、過去に何度かあった。


**生理痛のある人は、鍼灸治療だけでなく、血のめぐりを良くする果物やお茶を私は勧めている。**サフランがお勧めで、唐辛子の中にも、血のめぐりを良くするものがある。肥満の人、足にむくみがある人は水の代謝がよくないので、はと麦茶、冬瓜がいい。

亀が長寿ということもあり、亀の殻を含む漢方薬エキス剤が人気で、香港に行ってまで手に入れる女性が多いとのことだ。老化防止だけでなく、ふきでもの、しみ、そばかすといった美容効果にも効果があるからだ。

# 第3章

# なぜ、鍼灸治療が身体の若さを保つのか？

## 鍼で痛みを和らげ、自律神経のバランスをとる

薬による治療は、その種類は異なるが、世界中で行なわれている。しかし、**鍼灸治療は中国が発祥の地**だ。なぜ治療効果がでるのだろうか。

鍼を刺すことで、刺激が脳（間脳）の視床下部に伝わる。**視床下部は、ホルモンと自律神経の中枢**で、鍼による刺激で自律神経のバランスがとられるようになる。

だから、まず精神的に落ち着くことができ、睡眠がとれるようになる。するとたとえば不妊症の人は、ホルモンのバランスもとられ、排卵しやすくなり、妊娠に至る。鍼灸の効果は、こう考えられている。私もその通りだと思っている。

ただし、このメカニズムはまだ科学的には解明されていない。そのために、西洋医学では鍼灸治療を取り入れようとしないのだろう。私は一日でも早く取り入れてほしいと願っている。

**西洋医学と中医学は対立する医学ではなく、共存すべき医学**だ。私は、中医学が西洋医学より優れているなどと、大それたことをこれっぽっちも思っていない。

研究は進められている。アメリカ食品薬品管理局（FDA）は、二〇〇七年に発表した「補充と代替医学産品及びFDA管理指針・原案」の中で、「中医学とインド伝統医学は理論と実践を完備した『全体医学体系』である」

とその存在価値を認めている。たんに非科学的なものとしか捉えていなかったら、こんな書き方はしないだろう。

**『鍼治療の科学的根拠――欧米のEBM研究者による臨床評価』**（以下『鍼治療の科学的根拠』と略す）という書が翻訳され、医道の日本社より刊行されている。イギリスにあるエクセター大学補完医学研究所の報告文書だ。医者向けの専門書で、一般人には医学用語も多く、難解かもしれない。
**なお、EBMというのは、エビデンス・ベースト・メディシンの略で、「根拠に基づいた医療」という意味になる。**同書には、
〈鍼は視床下部からβエンドルフィンを放出させるし、脳幹を介して交感神経の調節も

する。〉

と書いてある。**βエンドルフィンというのは、脳内で動く神経伝達物質の一種だ。鎮痛効果や気分の高揚、幸福感、快感などが得られる**ことから、「脳内モルヒネ」と言われ、脚光を浴びたことがある。

「モルヒネ」というと、麻薬のモルヒネを思い浮かべる人が多いかもしれないが、医学的には、末期がんの人に、痛みを抑えるために打つのがモルヒネだったりする。βエンドルフィンが痛みをとり、快感をもたらすものなので、「脳内モルヒネ」と名づけられたのだろう。

人が快感を覚える時、たとえば食事の時、あるいはセックスの時でも、βエンドルフィンが分泌されている。マラソンをしていると、本当は苦痛を感じなければならないはずなのに、次第に快感を感じるようになる。これは「ランナーズハイ」と呼ばれ、よく知られている。これもβエンドルフィンが分泌されているためだ。

βエンドルフィンが痛みを感じさせなくなるという面では、**ＮＨＫの「ためしてガッテン」でも好意的に紹介された**ことがある。

交感神経が自律神経系に属しているということは、皆さんご存知だろう。交感神経は活動モードであり、もう一つの副交感神経はリラックスモードである。両者のバランスがとれていると、人間は健康を保つことができる。

したがって、先ほどの文章の意味するところは、鍼治療によって、βエンドルフィンの分泌が活性化し、痛みを和らげ、交感神経の緊張を調節する、すなわち自律神経のバランスを良くする、ということになる。

〈境界域高血圧症患者において鍼刺激後に迷走神経（副交感神経）活動の亢進を認めた。〉という記述もあるので、**交感神経、副交感神経ともに作用する**ということだ。

## 人間のツボは三六一箇所ある

**鍼治療の基本**は、中医学の基礎にしたがい、それぞれの体質、症状に対し、身体のどこかに鍼を刺すことだ。**どこでもいいということにはならない**。中医学の医者として、治療のために、身体のどこに刺すのかを見つけることが、第一にすべきことになる。

どこに刺せばいいのか見つかったら、あとは刺して、効果がどうでるのか見極めるだけである。一本で効き目がなければ、何本か刺さなければいけないだろうし、一回で終わりではなく、何度か通っていただき、治療をしなくてはいけない。その病気の重さにより、変わってくる。

それでは身体のどこに刺せばいいのだろう。その刺すべき場所がツボである。

**鍼は、正しいツボに刺さなくては効果がない**。病気になったら、必ず臓器、組織に異常があるということで、それにつながるツボのチェックをすることが第一段階だ。弱ってい

## [ 上肢部の主なツボ ]

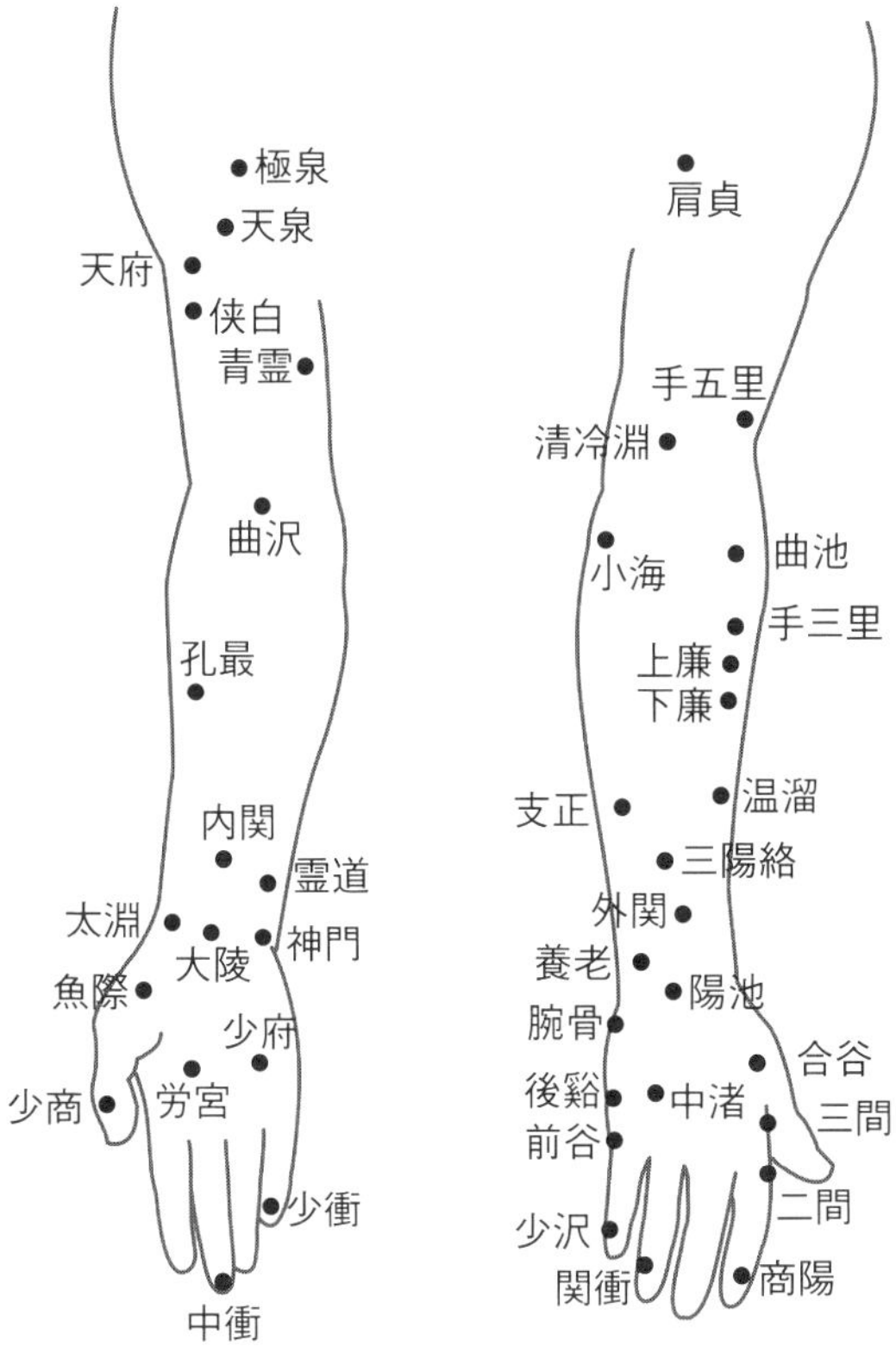
極泉
天泉
天府
侠白
青霊
曲沢
孔最
内関
霊道
太淵
大陵
神門
魚際
少府
少商
労宮
少衝
中衝
肩貞
手五里
清冷淵
小海
曲池
手三里
上廉
下廉
支正
温溜
三陽絡
外関
養老
陽池
腕骨
合谷
後谿
中渚
三間
前谷
二間
少沢
関衝
商陽

## [ 下肢部の主なツボ ]

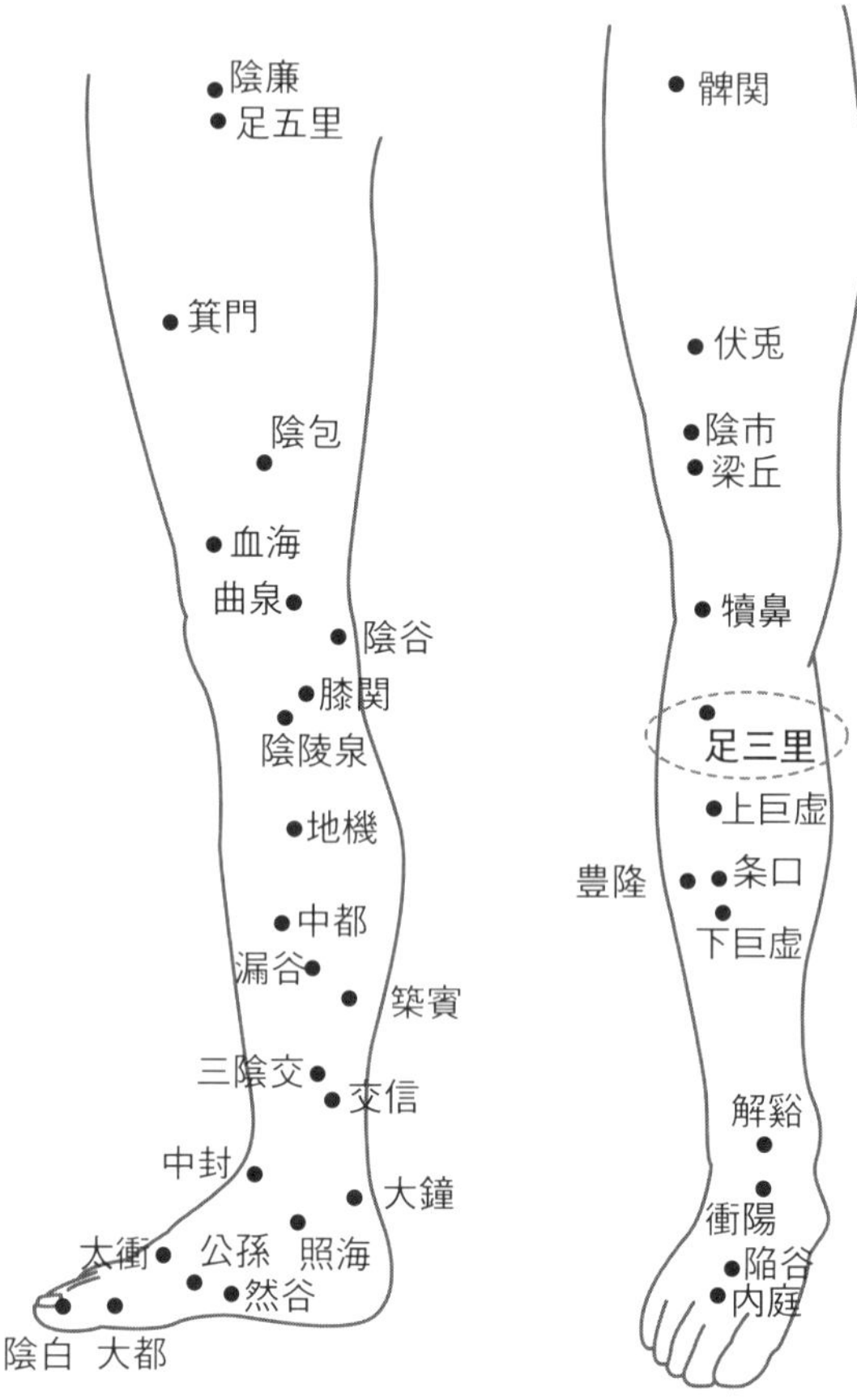

陰廉
足五里
箕門
陰包
血海
曲泉
陰谷
膝関
陰陵泉
地機
中都
漏谷
築賓
三陰交
交信
中封
大鐘
大衝
公孫
照海
然谷
陰白
大都
髀関
伏兎
陰市
梁丘
犢鼻
足三里
上巨虚
豊隆
条口
下巨虚
解谿
衝陽
陥谷
内庭

るところは、そのツボの状態が良くない。ふれると何らかの反応がある。そこに鍼でそのツボに刺激を与えるのである。

**ツボのことを正式には経穴《けいけつ》と言う。**ツボは日本でも認知されてきた。テレビの健康番組で、ツボ健康法、ツボダイエットといったものが、放映されるようになったからだ。

しかし、「胃が弱っているなら、このツボ」といった紹介のされ方をしているが、誤解が生じると思う。

たとえば、足三里《あしさんり》や胃兪《いゆ》というツボに反応があると、たしかに胃の病気の可能性がある。

患者さんから、まず症状を聞いて、

「最近胃がむかつくんです」

と言われれば、**足三里や胃兪のツボ**がおかしいかもしれないと私も思う。でも、足三里のツボを触ってみても、反応はなく何らおかしくないこともある。すると、患者さんは「胃がむかつく」と言っているが、他のところが悪いのかもしれないと疑い、他のツボにふれてみる。

あるいは、たしかに足三里のツボに反応がある。でも、それで終わりではなく、他のツボにもおかしなところがあるかもしれない。

こうして、本当はどこが悪いのか、探し当てるのが、中医師の腕の見せ所ということになる。

よく、

「女性の生理痛、生理不順、冷えは、**足のツボ三陰交《さんいんこう》を鍼灸治療**すると治ります」

といった解説文を見ることがあるが、これも正確ではない。

たしかに三陰交は、女性の冷えや、生理不順の改善に有効だが、他のツボも弱っていて、それが関係している場合が大いにありえるのだから、中医師としては、三陰交の治療だけですますわけにはいかない。

一応、この病気なら、このツボという目安はある。代表的なものは次のとおりである。

| | | |
|---|---|---|
| 頭のツボ………… | 百会《ひゃくえ》 | 疲れをとる |
| 鼻のツボ………… | 迎香《げいこう》 | 花粉症、鼻づまり、鼻水 |
| 目のツボ………… | 四白《しはく》 | 目の疲れ、目に関係すること |

| | | |
|---|---|---|
| 手のツボ……… | 合谷《ごうこく》 | 腹の痛み、のど、歯痛、鼻炎、頭痛、風邪 |
| 手のツボ……… | 曲池《きょくち》 | 風邪、肩の痛み |
| 手のツボ……… | 手三里《てさんり》 | 手の痛み |
| 手のうらのツボ… | 内関《ないかん》 | 胃のむかむか、車酔い、飛行機酔い、急に体調を崩す、救急で倒れる |
| 肩のツボ……… | 膈関《かくかん》 | 背中こり |
| 背中のツボ…… | 心兪《しんゆ》 | 心筋梗塞の可能性 |
| お腹のツボ…… | 中脘《ちゅうかん》 | 胃の痛み、お腹の痛み |
| へそ下のツボ… | 関元兪《かんげんゆ》 | 強壮、虚弱、インポテンツ、不妊症 |
| 腰のツボ……… | 居髎《きょりょう》 | 腰の痛み、座骨神経痛、下肢の関節の痛み |
| 足のツボ……… | 足三里《あしさんり》 | 胃潰瘍、血圧と血糖値の降下作用、風邪予防 |
| 足のツボ……… | 懸鐘《けんしょう》 | 肩こり、首凝り |
| 足の小指のツボ… | 至陰《しいん》 | 逆子 |
| 足のツボ……… | 三陰交《さんいんこう》 | 女性の生理痛、生理不順、冷え |

これらを含めて全部で三六一ものツボがある。実を言うと、これらのツボは世界認定されている。二〇〇六年一〇月、日本のつくば市で開かれたＷＨＯ（世界保健機構）の国際会議で認定された。

ルーツをたどると、すでに紹介した『黄帝内経』では三六五のツボがあるとしている。ただ名前がついたツボは一六〇しかなかった。清の時代に出された『鍼灸逢源』という書に、一四の経絡《けいらく》、三六一のツボがあるとされ、中医学では、これを基本にしていた。

経絡とは気の流れである。**身体の中には一四本の経絡が走っている。**その要所にツボがある。経絡が鉄道のレールだとすると、ツボは、鉄道の駅にあたる。あるいは経絡は川、ツボは港。駅や港で調節して、視床下部という司令部に情報を伝達して、どうするかを決めてもらう。

## 中医学の基本は、血をサラサラにすること

悪くなっているツボを探し当てるためには、診察が重要になってくる。

まず患者さんの話を聞く。「問診」である。**三〇分以上、場合によっては一時間ぐらいになる時もある。**

一般の病院――西洋医学の病院――、とくに大病院では、三分ぐらいしか聞いてくれないそうだ。ここが違う。症状だけでなく、患者に関する情報も聞く。どんな職場に勤めているのか、家族関係はどうなっているのか、情報収集をすることが大事なのだ。生活環境も健康に大きな影響を与えているからだ。

次に「腹診」をする。

お腹に固いところがあるか、

しこりがあるか、

抵抗感はどうか、
ガスがたまっていないか、
などをお腹に触れながら確認する。

**「瘀血《おけつ》」になっていないかどうかも腹診でみる。**

しこりがあったりすると瘀血になっている可能性大だ。熱がこもっていると、どこかに「毒」があるかもしれないと疑う。

「瘀血」は、日本では聞きなれない言葉だろう。

**瘀血とは、ドロドロした血の流れになっていることで、西洋医学でも最近高脂血症と言われるようになり、注目されるようになった。**

瘀血になっていないかどうかを見るのが、中医学の基本の一つになっている。健康な身体に戻すためには、血をサラサラにしなくてはいけない。

テレビの健康番組を観ていると、ゲストの血液の流れを調べて、

「あなたは血液の流れがドロドロですね。これでは長生きできません」

などと指摘して、ゲストをあわてさせていることがよくある。

ある元プロ野球の選手も、ドロドロだと指摘され、一念発起して、運動療法や食事療法に取り組んだのだろう。半年後にテレビで見た時は、身体が二回りぐらい小さくなっていて、びっくりしたことがある。

「今はとても健康です」

と本人も、ダイエットがうまくいったことだけでなく、健康になったことを誇らしげに話していた。

中医学との出会いがありそうではないか。

瘀血の人は、がん、脳卒中、心臓疾患、高血圧、糖尿病、あるいは肩こり、首こり、腰痛、生理痛、子宮筋腫、狭心症といった病気になりやすい。要するに、万病の元ということができる。

**西洋医学は、まず病名を特定することが第一の作業になるのだが、中医学では、病状のタイプを特定することから始める。このタイプのことを「証《しょう》」という。**瘀血になっていれば、

「瘀血証」

ということになる。

熱が下がったから、痛みがとれたから、といってそれだけで健康な身体と言えるのだろうか。熱が下がっても、痛みがとれたとしても、血がドロドロとしている状態では、健康とは言えない。すぐに何か新しい病気になる可能性が高いということだ。身体の健康を阻害している根本的な部分の解決を図ろうとするのが、中医学なのだ。

要するに中医学は、病名ごとに治療をするのではなく、「証」によって治療を行なうのである。

中国では、自分の身体がおかしい、元気がないという人は、中医学医院に来て、中医師の診察を受け、どの「証」かを診断してもらう。

けれども、日本では中医学の考え方そのものが知られていないので、わかりやすい入口として、病名をあげて、患者さんに関心を持ってもらい、中医学への理解を深めてもらうようにしている。

# 腎気を強くすれば、老化防止になる

**「腎気《じんき》」が強いか弱いかも、中医学で重要視しているポイントの一つだ。腎気が弱ければ、「腎虚証」ということになる。**これは舌診で分かることがある。

腎といっても、腎臓のことではない。腎という字を漢和辞典でひくと、

「①腎臓、②かなめ、要所」

と書いてある。中国で腎というと、②の意味になる。

**つまり、生命の源が腎気なのである。**

腎は、視床下部、下垂体、副腎皮質など一連の系統と関連していて、人間のホルモン、内分泌、自律神経、新陳代謝とも深く関連する。

虚弱体質の人は、腎気が弱っているということができる。**男性はインポテンツになり、**

尿が近くなる。老化も早くなる。首や腰の骨が弱くなり、歯も弱くなる。

**女性の虚弱体質の人は、髪の毛は白くなり、歯が弱くなり、腰や膝が変形する。老化が早く訪れる。**

男性の老化の目安は、夜尿があるかどうか。夜寝てから、起きてトイレに行く回数が多いほど、老化が進んでいく。腎気が弱くなっていくということだ。

鍼灸は腎気の改善効果があり、若返りになる。

男性は七〇歳代前半から夜尿症が増える。早い人は、五〇歳代からなる人もいる。前立性肥大症だ。尿道を圧迫して、膀胱の機能が落ち、尿がたまらなくなり、すぐにトイレに行きたくなる。

いまや、男女を問わず、六〇歳以上の人の三人に一人は、不眠症だそうだ。ぐっすり眠れないことも、老化に拍車をかける。大病の元にもなる。鍼灸治療をすると、まず睡眠がとれるようになる。

若い人でも、仕事がうまくいかないといったストレスで眠れず、睡眠不足に陥っている人たちが増えている。睡眠薬に頼るのだが、その時は眠れたとしても、ぐっすりではないし、次の日は、また睡眠不足に陥る。結局、根本的な解決にはならない。睡眠薬の量が増えていくだけだ。

鍼灸治療を持続的にすれば、睡眠薬の量がかなり減っていく。**不眠に伴う頭痛、こり、イライラ、下痢、生理不順といった症状も改善していく。**


ある大学病院には、「老年内科」があり、そこでの調査によると、一〇〇歳以上の老人の半分は、身体のどこかに骨折があるとのことだ。そうなると身体を動かすことができなくなる。そのうち腰が痛い、膝が痛い、足が痛いとなり、寝たきりになり、心肺機能がおち、内臓機能が衰弱し、病気になる。脳梗塞、心筋梗塞、肺炎になったりする。一〇〇歳以上の八二％は寝たきりの生活を続ける他なく、長寿が果たして幸せなのか、ということになる。世話をする家族も苦労するだろう。

**元気に長寿でなくてはいけない**ということなのだ。

鍼灸治療で、痛みの軽減になれば、歩けるようになる。すると元気になる。一〇〇歳以上の人だけでなく、**高齢者はぜひ鍼治療をすべきだ。寝たきりの比率が減っていくだろう。**

毎年夏の終わり、「二四時間テレビ」という番組が放映されている。その番組の目玉は、放映時間中ずっと誰かがマラソンをしていることだ。二〇一一年のマラソンランナーは、徳光和夫さんだった。女性の鍼灸師が、ずっとつきっきりで、休憩所で鍼灸治療をしていた。七〇歳にもなる徳光さんの足が痛くならないように、そして何より元気で走ってもらうためにだろう。

さらに漢方薬を飲めば、身体の悪いところを直し、免疫力が高まっていく。元気になる。身体が若返るだろう。

**ボケを防ぐこともできる。**腎虚証になると、アルツハイマー病になりやすくなり、ボケになる確率が高くなる。しかし中国の動物実験で、漢方薬投与により、高齢ラットの学習記憶能力が向上したという結果が出ている。脳の海馬の神経毒性損傷を減少させる作用もあることが分かっていて、**未病の段階で、老化を防止する漢方薬治療を受ければ、アルツハイマー病にならずにすむ**のではないかと期待されている。

## 舌をみれば内臓の異常が分かる⁉

問診と腹診が終われば、次に「脈診」で脈をみる。早いか遅いかだけではなく、二八種類の脈がある。流れや力によっても違う。動脈でみるので、三つ指をあててみる。流れが変則的かどうかを確認する。危ない脈は、〝リラックスしていない〟脈で、これは血の流れが悪くなっている。

最後に「舌診」。

**「舌は内臓の鏡」**

と言われていて、診断の中で一番重要だ。舌で何の病態なのか分かることもある。舌の上のブツブツのようなものを「舌苔《ぜったい》」と中国では言っている。**元気な人は、舌苔はわずかで、薄く白い色をしている。**

病気になると、悪くなればなるほど舌苔が厚くなっていく。あるいは反対にほとんどなくなることもある。色は濃くなっていく。白以外は病気であり、異常と思っていい。ネバネバしているのも異常だ。27ページに登場した酒谷先生の場合、ストレスがあった時の舌苔は黄色だった。

舌そのものが紫色になっていると、瘀血になっていることを示している。血がたまっているか、にごっている。子宮内膜症の人も紫色になる場合が多い。

**がんが進行すると、舌の色が紫色になる。**舌の血管が膨み、ミミズバレのようになり、斑点も出てくる。

**心筋梗塞、脳梗塞の直前は、舌が黒っぽくなり、やはり舌の血管が膨み、ミミズバレになる。**

**舌にヒビが入っているような状態になると、若くても老化が進み、内臓のどこかが悪い**ことを示している。

ちなみに、舌診を系統化したのは、中国では明の時代になってからだ。この診断法は、日本では普及しなかった。

こうした診断を経て、身体のどこが弱っているのか判断をする。関連すると思われるツボにふれて、本当に悪くなっているのかどうか確認をする。

患者さんから、

**「先生の指の先にはカメラがついているんですか」**

と言われることがある。押せば感じが分かる。押したときにピクっという反応を見せる。腫れていたり、しこりがある、むくみがある。くぼんでいたりする。指でふれると分かる。だからすぐに探し当てることができる。中医のなりたてでは、なかなか探し当てることはできないかもしれない。経験がものをいう。

# 風邪の予防にお灸が効く理由

鍼治療とは、鍼を身体に刺すことだ。誰にでもできるわけではない。中国では中医学大学に入り、中医師の資格をとる過程で、鍼治療を習得する。日本では、鍼灸の学校に通い、国家試験に合格して、鍼灸師になる。

**一方、お灸は、家庭灸もあり、こちらは資格はいらないものもある。**誰でもできるということだ。そして鍼治療と変わらない効果が得られることが多い。

ただし、ツボの正確な位置と、**どのツボにお灸をすればいいのか、探し当てられれば、の話だ。**

中国では有名な話がある。唐の時代、孫思邈《そんしばく》という名医がいた。『千金方』という医学書を著している。「人命は千金より貴い」という意味だ。この人は一〇七歳まで生きた。

当時の平均寿命は、せいぜい三〇歳前後。つまりふつうの人の三倍以上生きた。今の日本は、平均寿命八〇歳だから、その三倍ということは、**今だったら二四〇歳も生きたことになる。**

どうして長寿だったのか、**足三里のツボへのお灸を続けていたからだった。**足三里は長寿のツボだった。ここには、血圧の降下作用、血糖値を下げる作用、自律神経のバランスを整える作用、ホルモンのバランスを整える作用があると言われている。おかげで健康を保つことができた。

それなら、みんながみんな、足三里に毎日お灸をすれば長生きできるのかというと、そんなことはありえないわけで、孫思邈さんなりの秘密のお灸法があったのだろう。

**足三里（72ページ参照）は、ツボの中でも一番知られていて、足の膝の下あたりにある。**ここにお灸をすると、**風邪をひかなくなる。**風邪は万病の元だ。風邪をひかないということは、健康を維持できるということだ。

風邪をしょっちゅうひく人は、足三里にお灸をすることで、免疫力を高めていけばいい。病院に行っても治らなかったのに、お灸で治ったという例は多い。

# 第４章

# がんから生活習慣病まで
# 中医学のアプローチ

# 鍼灸で、がんの痛みを緩和する

徐福漢方薬局と徐福鍼灸院には、がんの患者さんが多い。

がんの発病率は増えていく一方だ。これからは二人に一人はがんになる時代だと言われている。現状でも、三人に一人以上ががんになっている。中医学でなんとかできないだろうかと思い立った結果だ。

西洋医学でのがん治療は、がんの腫瘍を早期発見すれば、治せるというところまでレベルアップした。

しかし、まだ解決できない問題もある。ことに末期の、かなり症状が進行している患者に対するケアがまだまだ不十分だ。苦しみの中で亡くなっていく患者が多い。

最近、抗がん剤論争があり、抗がん剤は一切効かないとする医者がいて、物議をかもしている。末期の患者は、抗がん剤を使うことしか治療法はないと言われ、抗がん剤を受け

る。しかし抗がん剤は強い薬なので、その分、副作用も強く、それこそ

「死んだほうがましだ」

と思われるほどの苦しみを味わされることになる。そうまでして飲んだ薬に効果がないというのだから、抗がん剤で苦しみ、もがき続け、亡くなっていた人たちは浮かばれない。

痛みを強く感じている患者に、**鍼灸を勧めたい。痛みを軽減するからだ。**すい臓がんのがん患者で、転移もしていて、痛みも激しい。痛み止めも効かない、モルヒネもきかない。そういう患者にお灸をしたところ、痛みがかなりひいた例がある。

自宅療養している人が、お灸をすると、痛みが和らぎ、元気になる。**余命一年と言われた人が、二年、三年長生きできた例がある。**

鍼灸治療で**抗がん剤の副作用、吐き気、腹痛、下痢、便秘、不眠の症状に改善効果があることが分かっている。**

がんの腫瘍そのものが小さくなったこともあった。

手術の後は、回復に時間がかかる場合が多い。すぐに食事がとれない。便秘や下痢になったりする。そこで鍼灸をすると、早く改善する。

要するに、がん治療の補完役でいいので、鍼灸を取り入れるべきだと思っている。

『医道の日本』という鍼灸治療の専門誌に、「がんの鍼灸治療」という特集が掲載されていた（二〇一一年一〇月号）。国立がん研究センターで鍼灸治療にあたっていた鈴木春子さんの記述が興味深かった。

〈モルヒネを中心としたＷＨＯの３段階方式によって身体的な苦痛は80％軽減されているが、モルヒネの効きにくい痛みに対する抗がん剤の副作用である末梢神経障害や長期臥床による**こり、筋肉痛、腹水や便秘、腸閉塞などによる皮膚が突っ張る痛みには、鍼灸が適応すると思われる。**〉（注・太字は筆者）

とある。臨床報告もあり、乳がんの末期の患者、たとえばしびれや痛みが、最高一六三六日も続いている患者や、薬物治療をしても一ヶ月以上効果がない患者など、九人の患者の足三里や三陰交といったツボに鍼灸を施したところ、かなりの効果があったという。

**「気持ちがよくなり、元気が出る」**（注・太字は筆者）

との感想が多かったそうだ。そこで、

〈乳がんでは、抗がん剤治療を始めると血が渋るせいか、手足が冷えたり、また人によってはホットフラッシュが出現するなど自律神経の不調が現れることがある。**三陰交の灸は乳がん患者にとって必須だと感じる。**〉（注・太字は筆者）

と結論づけている。ちなみに「ホットフラッシュ」とは、更年期の女性によく見られる「ほてり」や「のぼせ」のことである。また、身体が弱りきっている末期のがん患者に鍼灸治療をするメリットとして、

〈鍼灸は体表から行い**胃腸や内臓を経由する必要がない**ので、本症例（筆者注・副腎原発神経芽細胞腫）のような場合や、**肝機能障害や腎臓機能障害があっても負担をかけずに治療ができる。**衰弱した患者さんへの治療も可能である。〉（注・太字は筆者）

と鋭い指摘をしている。

67ページで紹介した『鍼治療の科学的根拠』にも、次の記述がある。

〈肺癌患者69名のうち36名の臍部に集中的な灸治療をおこなった。無治療群と比較すると、治療群ではCD4（訳注・ヘルパーT細胞）およびCD11細胞（訳注・NK細胞ほか）の有意な増加が認められた。また消化機能、呼吸、および精神的傾向にも改善がみられた。〉

〈肺、食道、または胃の癌患者に行った鍼治療では、対照群よりも体重減少が軽度で、リンパ球ロゼット形成（訳注・Tリンパ球）および症状の改善度は亢進した。〉（注・訳注とあるのは訳者注の意味）

**ヘルパーT細胞、NK細胞、Tリンパ球らは、免疫力を高める細胞として知られている。**

ヘルパーT細胞は、身体の健康を阻害する異物が入ってきたとき、どうするかを判断する司令塔の役割を果たしていて、その先端についているのがCD4で、CD4が減少し始めると、危険信号ということになる。NK細胞は、ウイルスが侵入してきたら、直接殺す役割を持っている。

## がんの放射線治療の副作用も改善

昔はがんになると、即手術だったのに、最近は放射線治療をメインの治療法にすることが増えてきたようだ。がんの放射線治療は中国でも行なわれるようになった。ただ、放射線照射部が火傷をするわけで、それに伴う様々な障害の治療を中国では鍼灸で行っている。社会的にも認められるようになった。放射線による骨髄の造血機能の障害、消化器系、呼吸器系の障害、肺炎といった副作用がでることがあり、漢方、鍼灸を使うと、改善する場合がある。

**放射線治療ばかりしていると、免疫力が落ちてしまう。するとたとえば風邪をひきやすくなる。そこで、鍼灸、あるいは漢方薬を処方して、免疫力を高めるのである。**

脳腫瘍になった四〇歳代の女性がいて、疲れ、動悸、不眠がひどかった。手術をすることになったのだが、脳を開けてみたところ、危険な場所に腫瘍があり、切除することができなかった。何もせず閉じ、放射線治療をすることになった。ところが、効果は出ない。MRI検査をしても、腫瘍の大きさは変わらなかった。薬物による化学療法も試みたのだが、副作用が強く、いやがった。脳腫瘍は、痙攣《けいれん》がでやすい。痙攣を抑える薬が出たのだが、ジンマシンが出て中止される。

治療法がないと諦めかけた時、私の治療を受けるよう勧めてくれた人がいて、その患者は私のところに来た。別に私に期待していたわけではないだろう。半ば自暴自棄になっていて、民間療法も含めて、周囲から「これはいいわよ」と言われた治療法を何でも試すことにしたのだろう。

ところが、**私のところで鍼治療を一年受けたら、腫瘍が小さくなっていたのである。**不眠が解消され、元気が回復、家事をできるようになった。旦那さんが運転する車で治療に通っていたのに、自分で電車に乗って通院するようになった。

私はがんの放射線治療による副作用対応の臨床経験があるので、原発事故で避難した人たちの避難所を回って、鍼灸治療のボランティアをしている。言うまでもなく、二〇一一

［ 避難所でボランティア活動をする筆者 ］

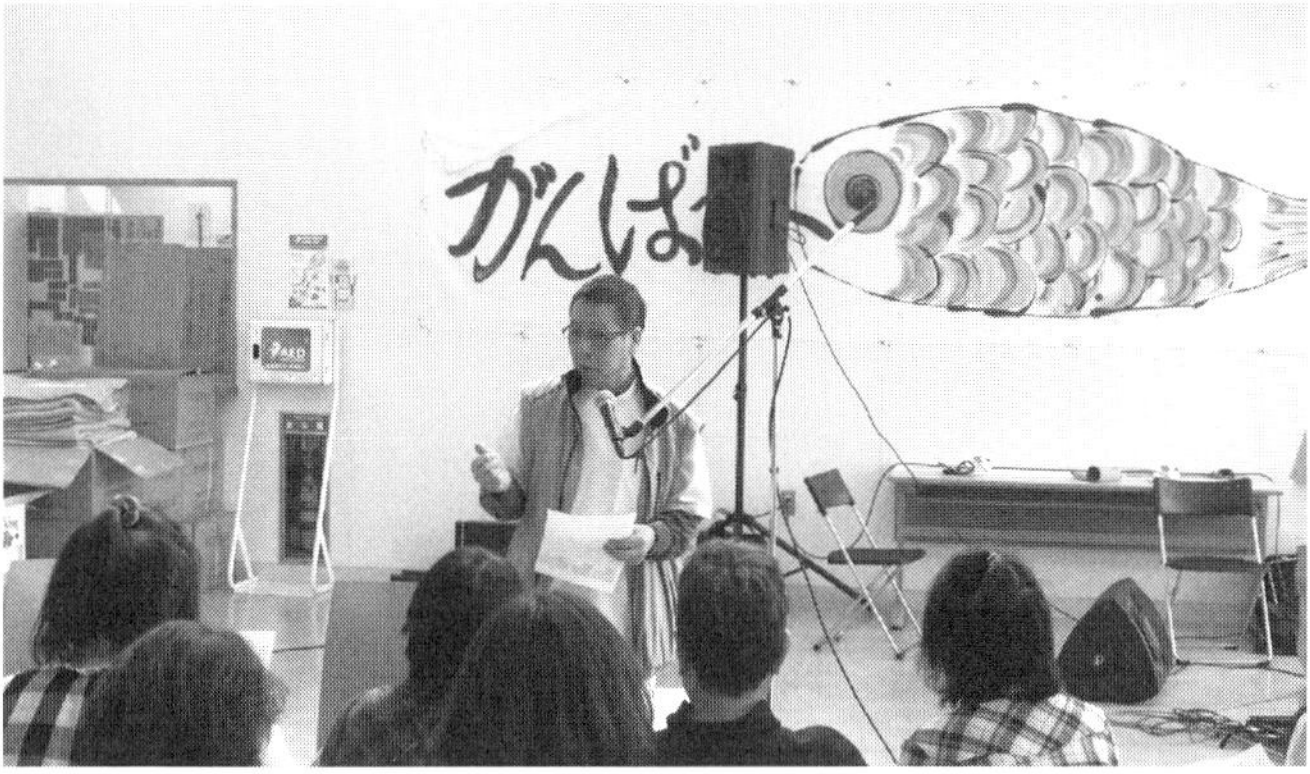

年三月一一日の東日本大震災の被災者であり、かつ福島原子力発電所の事故で、避難を強いられている人たちに対してだ。被爆していないかと不安の中で暮らしている人たちでもある。

福島県のいわき市で、私は漢方の講座を持っていた。日本の医師、鍼灸師、そして薬剤師からなる「中医学研究会」があり、数年間その研究会の講師をしていたのだ。

大震災が起きたあと、その研究会にいた医院の院長から電話があり、今避難していて、地元に戻りたいのだが、家族が被爆しないかと心配するので、中国漢方でいいものがないかという相談を受けた。それで応援にいくことになったのである。

そこで漢方の健康食品、たとえば西洋人参、霊芝《れいし》などが有効であることを伝えた。

西洋人参というのは、日本の赤いニンジンではなく、アメリカニンジンの根のことで、見た目はショウガのように思うかもしれない。中国では滋養強壮剤として愛用されている。霊芝は以前日本でもブームになったことがある。

どちらも日本で手に入りやすいもので、免疫力を高め、放射線の影響を防ぐ効果があるとされている。中国では動物実験などで証明されているとのことだ。避難所でチラシを渡し、その利用法の講義を行なったのだが、みなさん興味を持ってくれた。

# 私はこうして難病を改善した

この項では、私自身が治療にたずさわった難病で、効果があった例を紹介したい。

## ◉潰瘍性大腸炎

厚生労働省により指定された難病のひとつで、大腸の粘膜にびらんや潰瘍といった炎症ができるものだ。なぜできるのか、遺伝性の疑いは持たれているものの原因は分かっていない。

症状としては、まず下痢になり、そのうち血便が混じるようになる。痙攣性の腹痛もある。一日の便の回数が頻繁になる。

治療は5－ASA製剤を投与して大腸の炎症を抑えたり、症状が進行すると、副腎皮質ステロイド剤プレドニンで炎症を抑えたりしている。大量出血などがあったりすると手術ということになり、大腸の全摘をして、小腸が大腸の役割も兼ねるよう便をためる袋をつくり、肛門につなぐようにする。

九一年、年間の患者数が三万人を超えたあたりから、患者数が増加している。〇九年で一一万三〇〇〇人、四倍近くになっている。要するにバブル崩壊以後、患者が増えていったということで、ストレスが大いに関係しているようだ。一〇代後半から二〇代にかけての患者が多いという珍しい病気で、この世代のストレスが病気にまで発展してしまうのではないだろうか。

若い学生で、三年前、急に血便、下痢、腹痛があって、地元のクリニックに通院して、潰瘍性大腸炎と診断された。治療効果に満足がいかなかったので、大病院の消化器内科で診察を受け、血液検査と内視鏡検査によって、やはり潰瘍性大腸炎と診断された。

ストロイド剤プレドニンを服用した。プレドニンの服用量が一日六〇ミリグラムにも達し、いったんは良くなるのだが、ぶり返す。血便や腹痛がまた始まる。ひどいときは、一日三〇回ぐらい便をもよおす。水様便と血便で、腹痛もずっとあるので、不安で夜も眠れない。何度も目が覚める。頭痛もあった。両手のしびれ、足の冷えなどの症状も出てきて、症状は悪化するばかりだった。

　母親が私のところに紹介した。

　鍼だけの治療で、足の三里、三陰交を中心に、腎兪、大腸兪、中髎《ちゅうりょう》などのツボに鍼灸をした。**二回治療したら、血便は六割に軽減してしまう。一日三〇回はトイレに駆け込んでいたのに、三、四回ですむようになった。**腹痛も軽減、不眠もなくなった。手のしびれも軽くなった。

　続けて治療していったら、腹痛が消えた。本人も元気になり、それまで諦めていた運動をするようになった。困るのは元気になると治療に来なくなることだ。再発する危険性があるのに。

　もう一人の患者も、入学試験の前に急に血便と腹痛があり、結局試験を受けることができなかった。病院で潰瘍性大腸炎と診断され、プレドニンを服用した。ところが副作用がひどく、服用を続けることができない。血便と腹痛は治まらない。小さい頃から、アトピー性皮膚炎で、喘息があり、アトピーでもステロイド剤を飲んでいたので、効き目がなかったのかもしれない。

私のところでは、症状が重いこともあり、最初は週に二回鍼灸治療していた。改善が見られたので、二週間、三週間に一度になっていった。

## ◉繊維筋痛症

この病名を聞いたことがあるだろうか。聞いたことがないなら、幸せだと思った方がいい。この病気にかかったり、かかった人が周りにいれば、こんな不幸なことはない。全身に激しい痛みを伴い、検査をいくらしたところで、原因も身体のどこかに異常があるのかも確認できない。治療法も確立されていない。難病中の難病だ。

この繊維筋痛症の患者が私の治療を受けにきた。でも私は、

「こんな不幸なことはない」

とは思わなかった。中医学をもってすれば、治療できると確信していたからだ。

患者である九州に住んでいた中年の女性は、最初左の腕の痛みがあり、しばらくして左の手足の痛みも出てきた。ある大学病院で治療を受けたところ、リウマチの疑いを持たれる。しかし検査をしても異常はなかった。症状は悪化していく。足の親指が腫れ、どす黒い紫色になり、しだいに膝の痛みと、腫れ、右足の関節の痛みも出て、痛みが増していく。

そこで繊維筋痛症と診断された。

治療といっても、鎮痛剤や抗うつ剤が処方される程度で、いったんは痛みがとまっても、すぐにぶり返す。ついにモルヒネで痛みを抑えようとしたが、三週間経っても、収まらない。モルヒネの量が増えていく。モルヒネを飲まないと、夜眠れない。

患者の娘さんが東京にいて、私のことを知っていた。

そこでいちかばちかでいいから、鍼とお灸で治療してみたらと、母親に勧め、私のところに来たのである。

すると効果があった。**漢方も併用したら、モルヒネが必要でなくなった。腎気が補われたので、骨が強くなり、血流が良くなったおかげだ。**半年も経つと、たいした痛みではなくなり、日常生活に支障をきたすことがなくなった。病気が治ったわけではないのだが、痛みは激減したということだ。

## ◉うつ病

うつ病を難病扱いしていいのか、意見が分かれるかもしれない。治るという医者もいるからだ。

大学院生の患者さんで二六歳。大学院でのゼミの教授と、何かと衝突、ストレスがたまり、不安感、恐怖感、イライラが募り、自分自身をコントロールできなくなってしまった。心療内科に通い、うつ病と診断され、薬が処方されたが、合わない。口が渇く、胃腸がムカムカするといった副作用ばかりがひどくなっていく。

私のところに初めて来たとき、症状を聞くと、人ごみの中にいると、恐怖感ばかりが募り息が苦しくなるという。ところが家にいても、落ち着かない、お腹の調子が悪く、なぜか咳が止まらないという。

鍼治療をしたところ、劇的な効果があった。

**一回治療しただけで、一日三錠、三日間処方されていた薬を一錠飲んだだけで、不安感、恐怖感を感じずにすむようになったのだ。**睡眠もとれるようになった。

三回の治療で、うつはなくなった。

中学生のとき、学校の管理が厳しく、うつ状態になった女性がいた。二〇歳になっても、うつはひどくなっていく一方で、不安でしかたがなく、電車に乗れない、ひどいときは、家から出られない、ひきこもりになってしまった。いつも呼吸が苦しく、動悸が高まってばかりいて、腹痛もあった。

かわいそうに、急にお腹に激痛が走り、救急車で運ばれた事も何回かあったという。ＣＴやＭＲＩ検査でも異常がなく、イライラ、気が沈むといった症状が日常的で、わけもなくすぐに泣く。

大学病院の心療内科に通院し、うつ病と診断された。

改善はされず、二五歳の時、私のところにきた。このケースは時間がかかり、鍼治療や漢方でも、すぐに効果は現れなかった。しかし徐々に効果は出てきて、生理が普通になり、元気になっていった。結婚をするまでに回復した。

私のところに来てから八年後、妊娠した。それまで本人は不安はまだあって、抗うつ剤を飲み続けていたのだが、妊娠を機に服用をやめた。生まれてくる子どもに悪い影響を与えてはいけないと思ったからだ。やめたところで、何も起こらなかった。元気に出産をした。


中医学では、うつ病でも、その症状、つまり「証」によって、処方が違う。以下、いくつかのパターンをあげるので、参考にしていただきたい。

意欲低下、気分落ち込み、不安といった症状では、**抑肝散《よくかんさん》と甘麦大棗湯《かんばくたいそうとう》を処方する。**

イライラ、怒りやすくなる、頭痛といった症状になると、**加味逍遙散《かみしょうようさん》を処方する。**

精神不安、肩こり、首こり、不眠といった症状が現れると、**当帰芍薬散《とうきしゃくやくさん》、釣藤散《ちょうとうさん》を処方する。**

めまい、立ちくらみ、食欲低下といった症状になると、**帰脾湯《きひとう》、人参養栄湯《にんじんようえいとう》を処方する。**

### ◉流行性出血熱

腎症候性出血熱と命名された伝染病がある。日本では流行性出血熱と呼ばれている。ネズミのふんから飛沫《ひまつ》したものを人間が吸引したり、ダニを媒介にしたりして感染し、発症するもので、発熱、頭痛といった症状から、腎不全になってしまう。

初めて確認されたのは中国で、一九三一年のこと。第二次世界大戦前のことで、中国北東部で発症したのだが、駐留していた日本軍兵士にも感染した。致死率一五％で、日本では流行性出血熱と名づけられた。朝鮮戦争の際も、国連軍兵士二〇〇〇名に感染したことがある。

中国では、文化大革命のさなか、大流行したことがあり、それも私の故郷湖北省で多くの死者が出た。死亡率四〇％だった。

日本では**「梅田奇病」と命名された原因不明の病気**が一九六〇年ごろから一〇年ほど流行したことがあったのだが、流行性出血熱だったことがあとで判明した。

日本の大学のいくつかの実験室で、ネズミを使った実験をしていたところ、トータルで感染者一二六名を出したことがあり、一九八一年、日本では流行性出血熱の予防指針を出している。

**怖いのは死亡率の高さだ。**一九九三年アメリカのニューメキシコ州で流行したときは、**死亡率六三％という高さだった。**

しかし、これといった治療法は確立されていない。腎不全の症状を引き起こすので、人工透析をしたりしている。しかし、完治するわけではなく、対症療法でしかない。抗生物質や副腎皮質ステロイド剤などでも治療にあたったが、結局、多臓器不全で高い死亡率になってしまう。

中医学では、死亡率を下げるため、私が在籍した大学で、**漢方薬の注射を開発、患者に注射し、鍼治療も併用したところ、死亡率は一六％だった。**漢方薬が、流行性出血熱だけでなく、腎不全にも有効ではないかと研究が続けられている。

余談だが、中国では流行性出血熱の患者に犬の肉を食べさせたところ、治ってしまい、以後、犬の肉を食べて助かった人が続出した。犬の肉は腎気を補う食料だからだ。

日本では、犬の肉を食べるなんて想像もつかないことかもしれないが、中国の東北地域や、朝鮮半島では犬肉をよく食べる。最初から食用の犬として育てられた大型犬である。羊や牛の肉よりも、元気になると言われている。

ある県と桂林市——山水画そのままの美しい景色が広がっているところだ——は、友好都市関係にあり、その県の代表団が訪問したことがある。すると、桂林側の町の案内者は犬の肉を勧めた。「日本のかわいい犬ではない、食用の大きな犬ですよ」と通訳の人は説明したのだが、代表団は最初抵抗したそうだ。無理もない。

でも、屋台で恐る恐る食べてみたら、おいしかったそうで、

「またこちらに来たら食べたい」

と言ったそうだ。

揚子江流域のある地方では旧暦の一二月、一番寒いときに、犬肉を食べる。西洋暦でい

うと二月、すると一年元気で過ごせると言われている。

**吉林、内モンゴルはマイナス四〇度の極寒地域だ。昔は野菜もなかった、食べるものがない。そこで羊や犬の肉で元気をつけている。**

日本の大相撲では、横綱白鵬を筆頭にモンゴル人の力士が大活躍している。日本人が失ってしまったハングリー性を今も持っていることと、幼い時から、犬の肉など元気づけるものを食べ続けてきたからかもしれない。

## 膝の痛みをとるのは、鍼灸治療がイチバン

高齢者の女性に多いのが、変形性膝関節症だ。膝を曲げると痛くなり、正座ができない。日本人なのに、畳の部屋での生活ができなくなる。歩くだけでも膝が痛くなるので、外にも出なくなる。運動をしなくなるので、身体全体に良くない。体調が崩れ、大病の元にもなることもある。

鍼灸治療で、腎気を強くするツボに刺すと痛みが改善する。

東京大学医学研究所で、女性の膝の検査をした。五〇〇人ほど検査をしたところ、うち五〇歳代の女性の率が高く、**八割の女性の膝が変形していることが分かったそうだ。**かなりの高率で、高齢者のほとんどの女性が膝を悪くしているといってもいいほどだ。

同所では、三〇〇〇人の男女の膝も調べた。すると、今度は四〇歳代は、女性は六割、男性は四割もの人たちが膝を悪くしていた。

## 治療法といっても、一般の病院では、これというものはなく、

「もっと早く来ていただければ、なんとかなったかもしれませんが」

などと医者から言われたりする。

そして、運動療法を勧められる。筋力トレーニングをするといいというわけだ。ただし条件があり、

「毎日しないと、効果が出ませんよ」

と医者から言われる。この毎日というのが、実際挑んでみると、難しい。結局続かない。

あとは炎症を抑えるための服薬や貼り薬、塗り薬。最近は膝関節の潤滑油の働きをするヒアルロン酸を関節に注射する方法が開発されたようだが、これも痛みを軽減する程度。

西洋医学では局部治療を重視しているので、湿布をするとか、痛み止めの薬を関節に注入するとか、あるいは温熱療法といった治療をしている。しかしこれらもなかなか満足する効果がでない。ひどい場合は、膝に水がたまって、週に何回も、水を抜いているのに、またすぐに水がたまるから、いつまで経っても治らない。

ひどい痛みはなくなるかもしれないが、膝が治ったわけではない。歩き始めると、次第に辛くなるし、階段の上がり降りは、手すりにつかまらないとできない。

いつまで経っても治らないことが少なくない。場合によっては、どんどん痛みがひどくなる。こうなると手術ということになる。人工関節を入れる人工関節置換術では、たまに術後細菌に感染、肺塞栓症になることもある。

さらに手術をしたら、それで終わりではなく、リハビリのためのストレッチやウォーキングをしなくてはいけない。

時間とお金がかかるだけだ。

タレントの高木ブーさんは、ドリフターズの一員で、最近はウクレレを弾きながらテレビに登場することが多い。

彼は膝の手術を三回もしているそうで、最初は右膝、激しい痛みで、ひきずってでないと歩けないほどになった。そこで最初の手術をしたのだが、痛みがまったくとれない。人工関節を入れた際、細菌感染してしまったらしい。二ヶ月後に二度目の手術。この後、リハリビも含めて、三ヶ月も入院していたそうだ。それから二年後、二〇一一年三月、今度は左膝も悪くなっていることが分かり、手術した。痛みはとれたもののこれで膝が治ったわけでなく、今もリハビリを続けているという。

たいへんな思いをしたわけだ。本人が明るい性格のせいか、元気でいられるのだが、ぜひとも鍼灸治療をしてほしい。今からでも遅くない。

すでにふれたように、**鍼灸治療は、局部の治療だけでなく、身体全体の治療をしているので、血がサラサラになる。ホルモンのバランスが良くなる。**

女性の方が多いのは閉経によるものかもしれない。閉経することで女性ホルモンが減ってきて、バランスが悪くなるので、カルシウムの吸収が悪くなる。だから骨の代謝が悪くなり、膝に来るのだが、**ホルモンのバランスがとれていると、骨にカルシウムが吸収され、膝を丈夫にする。**

## 鍼灸治療で花粉症のくしゃみが減った!?

最近、よく相談を受けるのが花粉症だ。まだ有効な治療法が確立されていないので、中医学でなんとかならないかと思うのだろう。

日本で初めて花粉症の患者が出たのは、四〇数年前、一九六二年のこと。スギ並木で有名な日光で花粉症の第一号患者が出た。スギ花粉に反応してしまったのだろう。以後徐々に増えていく。スギ花粉が舞う季節、春先には三人に一人は花粉症になるという。東京に至っては、二人に一人、半分の人たちが発症するとのことだ。医療機関に通っていない人も多いので、実数はもっと多いかもしれない。

もともとアレルギー性鼻炎の人がなることが多いようだ。春先だけでなく、年中鼻水が出たり、くしゃみをしている人。スギ花粉によって合併症状をおこす場合がある。

「花粉症に有効です」

との但し書きの抗アレルギー薬がいっぱい販売されている。せいぜい症状の進行を抑える効果があるだけで、根本的な治療効果はないようだ。怖いのは、副作用だろう。眠くなったり、口が渇き、物事に集中できなくなる。

今のところ、「減感作療法」をすると、七〇%の人に著しい改善効果があり、根治したので治療を受ける必要がないとされた人も二〇～四〇%に達したとのことだ。花粉のエキスを体内に少しずつ入れて、免疫効果を高めようとする治療法だ。

ところが最初は一週間に二回も注射しなければいけないし、少なくとも二年間、できれば三年間は注射を続けなくてはいけない。途中から効果は出てくるそうだが、こんなに長時間続けることはできるだろうか。呼吸困難、意識障害、血圧低下などの副作用もあるという。心配だ。

すると、金額的にはとても高価で、でも実態はわけの分からない薬が、ネット販売などで、売られたりする。いい傾向とはいえない。

だからだろう、ある大学付属病院の耳鼻科が、その大学では花粉症の研究がかなり進んでいるのだが、何万人にもなる花粉症の患者を長期間にわたって調査したところ、治ったのは5％にすぎないという結果が出てしまった。ほとんどの人は治らないということになる。

重症になると、花粉症の季節は、仕事を休まざるを得ないこともある。そこで、花粉症の季節になると、海外に逃げたり、沖縄や北海道に逃避する人たちが出てきた。沖縄や北海道はスギ花粉がそれほどに舞うことがないようだ。

私は、こういう人たちにこそ鍼灸治療を勧めたい。

二〇〇一年のニューヨークで開かれた学会で、スギ花粉症について発表したことがある。鍼治療の効果について発表した。

花粉症がひどくなると、不眠症になる。鍼灸治療で、不眠を解決できる。よく寝られるようになる。くしゃみがひどい時は、一日一〇〇回も繰り返すことがあるが、鍼灸治療で、しだいにくしゃみの数が減っていく事例を紹介した。完治するというところまではいかないが、症状はかなり楽になる。

都市に住んでいると、アレルギー性鼻炎の人も多いという事実からしても、大気の汚染といったことも影響しているのだろうとも述べた。

ともかく、耳鼻科のみで治療を受けるのでなく、**鍼灸治療をすることで、薬を飲む必要がなくなり、副作用の被害に会わずにすむのだから、医療費の節約にもなるだろうとも述べた。**

『鍼治療の科学的根拠』（67ページで紹介）によると、鍼治療をすると、

〈**花粉症のようにアレルギーの要素が中心になっているときに最も反応が得やすいようである。**局所の刺鍼は即時的な血管収縮反射を起こし、くしゃみ、鼻閉、過敏を減少させる可能性が考えられる。（略）花粉症患者10名の鼻孔気流抵抗を鼻気圧計で測定しながら、違った経穴をそれぞれ単独で刺激した。局所の経穴により、10名中７名の鼻孔通気量が50％増加し、局所反射作用の考えが支持された。〉（注・太字は筆者）

と効能の良さが書かれている。

# アレルギー疾患、鼻炎や喘息を改善

花粉症に限らず、呼吸系の病気にも鍼灸治療が有効な場合が多い。

すでにふれたように、**足三里への鍼灸をすることで風邪の予防効果がある。**呼吸器の改善効果もある。アレルギー性鼻炎は、鼻のツボ迎香《げいこう》と足三里（72ページ参照）に鍼を刺すことで効果がでる。

中国の医院での報告では、鍼治療で、アレルギー性鼻炎の患者二六例の内訳は次のようだった。

完治した例　一四例
自覚症状をそれほどに感じずにすむようになった例　七例
効果がなかった例　五例

**喘息は、西洋医学では治らない。**「ゼーゼーヒューヒュー」といった発作症状が出ると、吸入薬で、症状は治まる。でも完治したわけではない。何かの拍子に、再発する。医者からは、

「たぶん一生治りませんよ」

などと宣告されるのだろう。アレルギー性の病気は、ストレス性のものもあるので、

「なるべくならストレスをためないことですね」

とのアドバイスを受けても、個人がいくら気をつけていても、ストレスは外因性の理由によるもので、どうにもならないことの方が多い。

**背中に肺兪《はいゆ》というツボがある。ここに鍼を刺すと、喘息が改善する。**

私の鍼灸院の患者に、総理大臣経験者の方がいるのだが、東北など寒いところに行く用事があると、私のところに来て、肺兪への鍼灸治療をしている。喘息の症状は、ふだんはほとんど出なくなったのだが、寒いところに行くと、症状が出ることがあるからだ。

喘息は漢方薬の服用でも、かなりの効果がある。

中国の中医学医院では、喘息の患者に対し、まだ初期の段階、「ゼーゼー、ヒューヒュー」と胸のあたりで鳴っていて、呼吸困難の状態になりつつある症状には、**小青竜湯**《しょうせいりゅうとう》、**五虎湯**《ごことう》、**神秘湯**《しんぴとう》**などをよく使う。**症状をコントロールするためだ。

これで症状が軽減する。**安定期に入ったら、六味地黄丸**《ろくみじおうがん》、**八味地黄丸**《はちみじおうがん》、**補中益気湯**《ほちゅうえっきとう》、**参蘇飲**《じんそいん》**などを持続して服用してもらう。腎気を補うためだ。**持続して服用することで、完治することさえある。

一般の病院では、気管拡張剤やステロイド薬を吸入する治療が主にとられているが、漢方薬の服用により、ステロイド剤を減らせる効果もあるし、場合によっては、ステロイド剤が必要でなくなるほど回復するケースもある。

上海の医院での報告では、漢方薬の服用により、二〇例のうち半数の一〇例がステロイド剤を飲まなくてもいいようになった。

## アトピーの子どもも鍼治療は痛がらない

子どもの鍼灸治療もする。

アトピーの子どもが多い。鍼灸治療で治る場合もあるが、治らないこともある。身体の病気というより、社会問題とか環境などの影響が強いからだ。何を食べているのかも含めて、治療よりも前に、それらの問題を解決しなくてはいけない場合がある。

子どもでも診断法は同じだ。問診、腹診、脈診、舌診をする。鍼はさすがに細い鍼を使う。深くは刺さないし、長くは刺さない。

鍼を怖がる子はいて、鍼を刺す瞬間は、いやな顔、けわしい顔になるが、刺したあとは、

「思ったより痛くない」

と言う子がほとんどだ。

注射より楽とのこと。

それも効果がすぐ出るので、一回経験すると、

「こんどまたやってね」

と、自分から治療を受けたがる子が多い。

子どもが風邪をひくと、痰がつまりやすい。鍼治療で防ぐことができる。


おねしょというと、幼児だが、小学生になってもする子が増えてきている。まれに大学に入ってもする人がいる。医者にかかっても、薬をもらっても治らない。というより、おねしょを治す薬がそもそもない。

そこで私のことを知っていた親が相談しにきた。娘のおねしょが治らない。これまでは自宅だったから、他からは気がつかれずにすんでいたが、地方の大学に合格し、寮に入ることになった。どうすればいいかという相談だった。

鍼治療で治しましょう、ということになった。手のツボ（列缺《れっけつ》）、腰のツボ（腎兪《じんゆ》）、足のツボ（復溜《ふくりゅう》）などに鍼を打つ。時間はかかったが、入寮するまでには治ってしまった。

大人になるほど治療の時間はかかるが、だいたいは治る。あとは頻度で、月に何回かのおねしょだったら、早く治るが、毎日ならば時間がかかる。私が治療したケースは、毎日

ではなかったが、もう一八歳になっていたので、時間がかかった。といっても、二月から始めて、入寮する前、三月の終わりには治ったので、二ヶ月ほどですんだ。

**大人なのに、毎日おねしょがある場合、他の病気を疑ってみる必要がある。**喘息とか、慢性肝炎などにかかっていないかどうかだ。

鍼治療は、おねしょだけでなく、喘息や慢性肝炎も一緒に治してしまうので、体質改善にもなる。

このケースの場合、おかげで良好な寮生活、大学生活を営めることになったのは言うまでもない。

# 顔面神経麻痺にも鍼灸治療が効果的！

鍼灸治療の成績がいいものに、顔面神経麻痺がある。ある中国の医院での報告では、一〇四例中、

| | |
|---|---|
| 完治した例 | 五八例 |
| 著しい効果があった例 | 九例 |
| 成果があった例 | 三五例 |

で、一〇二例に効果があった。まったく効果がなかった例は二例にすぎず、半分は完治しているのだという。

顔面神経麻痺には、「ベル症候群」と「ハント症候群」の二種類ある。

ベル症候群は、片方の目が閉じにくくなる、歯磨きをしていたら涎《よだれ》が出る、顔の片側に違和感を感じるようになる、といった症状が現れる。

ハント症候群は、耳や口腔に帯状疱疹《たいじょうほうしん》が出たり、水ぶくれ、かさぶたになったりする眩暈《めまい》、耳鳴りといった症状も伴う。

**どちらも早期発見が重要なのだが、顔面神経麻痺だとは分からず、いくつかの科を回り、顔面神経麻痺の疑いありと診断され、耳鼻咽喉科に駆け込む。その時は手遅れで、治るのに長期間かかってしまったり、**ハント症候群の場合は、痙攣、ひきつれといった後遺症が残る場合もある。

ウイルス性の感染によるものなので、治療法は抗ウイルス剤、そしてステロイド剤が使われる。これまでも何度かふれてきたように、ステロイド剤は副作用が強い薬として知られている。

ある外国の通信社の支社長が、東京での仕事がストレスになったのだろうか、顔面神経麻痺になって帰国命令が出た。しかし、娘が日本への留学を希望していた。本人も日本が気に入っていて、日本に住み続けたかった。

といっても、帰国命令を無視するわけにはいかない。そこで、悩んでいたら、私を知っている友人がいて、紹介され、私のところで治療を受けることになった。もちろん一般の病院で治療は受けていて、回復傾向がまったくなかったので、別に私のことを信頼しているわけではなく、紹介を受けたから仕方なくといった気分だっただろう。

**ところが、半年近く経ち、治ってしまった。**おかげで、帰国する理由がなくなった。彼は鍼灸治療に大いに興味を持つようになった。

いつか記事にしたいと、私のところに治療を受けに来ると、いろいろ質問をしてくるので、長時間の治療になってしまう。

## 糖尿病の合併症はどう防ぐ？

糖尿病は腎気が弱くなり、代謝が悪くなった結果でなる。いわゆる中医学では腎虚証という考え方だ。

遺伝性のものを除けば、以前は、五〇歳を過ぎてから、心配し始めたものだった。しかし、最近は四〇歳代、三〇歳代でなる人たちが急増してきたという。女性の場合、二〇歳代でなる場合もあるとのことだ。妊娠中、生まれてくる赤ちゃんに栄養をつけようと、ついつい過食になってしまうことが原因とされる。

いずれにせよ、運動不足と過食が主な原因なのだから、まずは生活上の養生だろう。運動療法、食事療法ということになる。

糖尿病が進行すると、手足の麻痺、視力の低下、さらには腎不全、脳梗塞といった合併症を引き起こす可能性がある。したがって、糖尿病になり、自覚症状はなくとも、血糖値などの値が悪化したら、鍼灸治療を勧めたい。**かなり進んだ症状になっている人でも、鍼灸治療によって合併症にならずにすむケースがある。**

鍼灸治療は、腎気を強くする。だから、鍼灸治療は若返りの効果がある。実際、閉経してしまった女性が、鍼とお灸で、生理が戻った例があるほどだ。

鍼灸治療で腎気を強くすればいいのだが、並行して食事療法もしていくと、より効果的だ。若さを保ち続けることができる。

腎気を強くするためには、くるみ、ゴマ、クコの実、海老、羊の肉、山芋などがいい。中華料理によく出る黒い魚は、川魚だ。中国は淡水魚が多く、黒い魚の料理、たとえばスッポン料理などは腎気を強くする。

## 高血圧でも降圧剤はいらなくなる!?

高血圧、低血圧にも鍼灸治療の効果がある。

『鍼治療の科学的根拠』（67ページで紹介）に、〈鍼は高血圧においては交感神経活動を減少させる（血圧を下降させる）が、逆に低血圧の状態においては反対の影響を与える（血圧を上昇させる）。〉との記述がある。中国の医院での報告なのだが、六五人の高血圧の患者に対し、**西洋医学で処方する降圧剤を使わず、一年間鍼治療をしたところ、**

| | |
|---|---|
| 血圧がかなり下がった患者 | 二五名 |
| 血圧が多少下がった患者 | 二七名 |
| 血圧に変化なし | 一三名 |

**つまり八〇%、ほとんどの人に効果があったことになる。**

西洋医学での高血圧の治療は、降圧剤を飲むことだ。あとは、塩分を控え目に、ウォーキングなどの運動療法を、ということになる。しかし降圧剤を飲み続けても、劇的な効果はない。

血圧が多少下がるだけで、ストレスなどがあれば、また上がったりする。

「毎日飲み続けることが肝心ですよ」

と医者からは釘を刺されるのだが、ついつい、忘れがちになる。ふらふらするとか自覚症状があれば、飲まなくてはと思うだろうが、自覚症状がないこともあるからだ。そのうち飲むのをやめてしまうこともある。すると血圧は上昇したりする。

律儀に飲み続けたところで、**それほど下がらないことも多い。すると医者から処方される薬が二種類、三種類と増えていく。**

要するにいったん高血圧になってしまったら、正常に戻ることはまれで、これ以上、血圧が上がるのを抑え、脳卒中などの重篤な病気にならないよう心がけることしかない。

降圧剤も、血圧が上昇する原因を防ぐ効果しかない。血管を収縮させる働きを抑えるもの、あるいは、血圧を上げる酵素の働きを抑えるものなどだ。これ以上は上がらないかもしれないが、正常な血圧に戻るわけではない。高め安定ということになる。

**中医学のように、身体全体を良くしていくことで、血圧を下げるという発想はない。**

鍼灸治療では、**主に足三里（72ページ参照）に施す。血圧が高いのが判明した初期にするほど効果が上がる。**運動療法や食事療法を並行すると、血圧が正常に戻る。**足のツボ三陰交《さんいんこう》にも降圧効果がある。頭痛やふらつきなどがあれば、頭のツボ百会《ひゃくえ》、目のツボ太陽、腕のツボ曲池《きょくち》に鍼、へその下のツボ関元《かんげん》に灸をする。不眠症状や動悸があれば、手の付け根にある神門《しんもん》、背中のツボ心兪《しんゆ》に鍼を刺す。**

さすがに、一回鍼をすればただちに血圧が下がるということはない。最初は、週に二回ほど、血圧が下がり安定してくれれば二週間に一度……という具合で一年ほどの治療を続ければ、血圧は安定するだろう。降圧剤を飲まなくてもいい状態になることもある。

## 「心肺停止」状態からの蘇生例も

**救急救命医療に鍼灸をぜひ取り入れてほしい。**救急車に鍼灸の専門家が同乗することを検討してほしい。あるいは救急隊員に鍼灸師の資格をとらせるのもいいだろう。

広東の病院で、救急で運ばれてきた心肺停止の患者を、鍼灸治療して助けている例が二三例報告されている。もう一人運ばれてきたのだが、毒蛇にかまれていて、かなりの毒が体内に回り、助けることはできなかったという。

静脈注射をしたら、急に動悸が激しくなり、呼吸困難になり、唇が紫色になり、意識不明になった患者を鍼治療したら、一分後に意識を取り戻したという例も報告されている。

中国の中医学病院では、救急の患者、重態の患者を鍼灸治療するのはあたりまえになっている。その場ですぐに治療できる。日本では、医師の資格を持たない救命士がどこまで治療にあたっていいのか、議論されているとのことだが、せめて鍼灸師の資格をとらせればいいのにと思う。

私自身、今でも鮮明に記憶している事例を紹介したい。

溺れた少年を助けたことがあった。今から四〇年も前のことだ。

私は中国の病院に勤めていた。その日は当直だった。五歳の子どもが溺れているという連絡が入った。急いで現場にかけつけた。私の故郷、湖北省は、一〇〇〇以上の湖があるところと言われている。飛行機から見たら、たしかに陸上部分が少ないぐらいだ。夏になると子どもたちが川や湖で泳ぐ。すると必ずといっていいぐらい溺れる子が出てくる。溺死の多いところだった。

溺れてもう一時間は経っていた子どもに人工呼吸、心臓マッサージ、注射、投薬といった西洋医学に基づいた蘇生術を施した。溺れた者が出た時のマニュアルにしたがったのだ。しかし、何ら変化がなかった。西洋医学なら「死亡」と認定してもいい状態だった。父親はかたわらに立ち、変わり果てた我が子の姿にボロボロ涙を流している。私はいてもたってもいられなかった。思わず子どもの内関《ないかん》というツボにふれてみた。内関は救急のツボだ。手ごたえがある。ツボに触れると反応があった。

「鍼治療をしたい」

と泣き崩れている父親に私は叫んだ。その父親は一瞬びっくりしたような顔をしたが、すぐに膝をおり、私の手を握った。

「ぜひお願いします」

と父親は、私に一縷《いちる》の望みを託したのだろう。

**内関、人中《じんちゅう》といったツボに鍼を刺した。すると三〇秒後、息を吹き返したとはまさにこのことではないかと思ったのだが、かすかに呼吸を始めたのだ。**脈も打ち始めた。他のツボにも鍼を打ち、次第に回復していった。しばらくして、脈も正常に戻り、意識も回復したのだった。

父親は、我が子を抱きしめた。私に何度も感謝の言葉を叫んだ。五時間、その場にいたが、安定していると診断できたので、病院に戻った。

こんどは二歳の女の子が溺れて心肺停止になっているとの連絡がきた。すぐにかけつけたのだが、到着した時点で溺れてから四〇分以上も経っていたのだが、**最初から躊躇することなく、鍼治療を試みた。すると三〇分で蘇生した。**

その後、この子たちは元気で、何ら障害もなく、成長していった。心臓が四分間停止すると、回復しても、あとで脳の障害が残るというのが、西洋医学での常識だったのに、この子たちはその常識を覆している。女の子は、二人の子どもの母親になっていて、四〇年経った今も私のところに連絡がある。

「あなたは私の命の恩人です」

と。ダメ元と思いながらも、あきらめることなく鍼灸治療をして、良かったと思ったものだ。

中国で治療にあたっていた時は、救急現場に立ち会ったことがよくあった。水死以外にも、気道詰まり、自殺、アレルギー性ショックなどだ。

文化大革命の時代、中国ではペニシリンのアレルギーショックの患者がけっこういた。ショック状態になり、顔色が紫色になる。下手をするとわずか一分間で死に至ることもある。この場合、ステロイド注入で助かる場合もあるが、私は鍼治療を施した。助けた例は数知れない。

西洋医学の診断では「心肺停止」状態でも、ツボにふれると、まだ反応がある場合がある。ツボに鍼を刺すと、蘇生することもあるということだ。

なぜか、科学的には証明されていないことなのだが、ぜひ解明してほしいものだ。

鍼灸治療は救急にも有効な治療法だと言いたい。ただし針灸治療をしても助からない首吊り自殺のような例もある。


余談だが、動物にもツボが存在している。金魚を助けたことがある。アメリカで九・一一のテロが起きる一ヶ月ほど前、私はニューヨークにいた。金魚を東京で飼っていたのだが、えさをいっぱいあげておいたのに、二週間経って帰ってみると、みんな死んでいた。

ただ一番大きな金魚は浮かんでいたのだが、よく観察すると、一分間に二、三回は口を開けていた。つまり死の直前であり、呼吸がとまるところだった。**脊椎《せきつい》にそってさわっていくと、ツボの反応があった。鍼をうったところ、すぐ元気になって、泳ぎ始めた。**そして、その後三年間も生きた。

# 第５章

# これからの日本に絶対必要な中医学

## 私が中医師になった理由

ここで、私が中医師になった経緯にふれておきたい。

一九四六年一月、不幸な戦争が終わってまもなく、私は中国湖北省で生まれた。六人兄弟の末っ子だった。

父は、まだ私が六歳の時に呼吸器系の病で亡くなった。私の中にある父の記憶は、病弱で伏せっている姿しかない。西洋医学の治療を受けていたのだが、治る兆しは全くなかった。衰弱したまま亡くなっていった。悲しい思い出だ。

八歳の時、揚子江（長江）が氾濫し、大洪水になった。わが故郷が海のようになった。何万人の人が亡くなったのではないか。私たちは船でなんとか高台に逃げることができたが、避難所では伝染病が蔓延《まんえん》した。ここでも死者が数多く出た。私の姉も伝染病にかかり、高熱でうなされたが、幸い命はとりとめた。

こういった経験を通じて、私には何ができるだろうと考えたとき、医者になりたいと思うようになっていく。母が一人で、私たち兄弟を養っているので、それを助けたいという気持ちもあった。

もう一つ理由がある。中国は毛沢東主席が指導する国になった。すると資本家は虐げられるようになった。私の家はけっして裕福ではなかったが、綿の加工工場、木材の加工工場を一族で経営していた。ということは、資本家に分類されてしまい、革命下の中国では、出世の道は閉ざされたことになる。少なくとも中国共産党の組織に入れなかった。

そんな中で、兄の同級生で地元の有力者になっていた人に相談したら、努力さえすれば、医者になる道があると教えられた。医者だけは、資本家の息子だろうと、勉強さえすればなることができるということだ。その勧めもあり、医者を志した。

西洋医学ではなく、**中医学の医者になろうと思ったのは、父親が西洋医学で助からなかったという理由もあったが、親戚に中医学の名医がいたからだ。**

私の家のすぐ近くに、統合失調症の女性がいた。暴れまくることがあり、家族に手や足をベッドに縛られていた。それでも暴れ、ベッドが壊れたりすることもあった。

そこで、親戚の中医が、漢方薬、鍼灸で治療にあたることになった。それまでも西洋医学による様々な治療を受けていたが、治らなかった。ところが中医学の治療を施したところ、痰をいっぱい吐き出し、治ってしまったのだ。精神病だったのに、正常になった。子ども心に感激してしまった。

やはり私の家の近くに住んでいた五七歳の女性が、漢方薬を飲み続けていた。すると、なんと妊娠し、無事超高年齢出産をした。その子は、頭もよく、大きくなり中医師になる。もう一人の女性は、子どもは好きなのに、妊娠に至らない。不妊症だった。でも、他人の赤ちゃんを預かることになり、とても喜んだ。できれば母乳で育てたかったのだが、自分は出産していないのだから、無理な話のはずだったのに、漢方薬を飲み続けたら、母乳が出るようになった。

私の周りで、素晴らしいことが次々に起こった。中医学に魅力を感じるようになり、中医学の医者を志すようになった。そして勉強に勉強を重ねて、中医師になることができた。

## 〝不老長寿〟を目指して鍼灸院を開設

ところで、私の研究所や漢方薬局、鍼灸院に「徐福《じょふく》」とつけたのだが、この偉人の名をご存知だろうか。**日本に医学をもたらした人とされている。**それだけではない。農耕技術をもたらした弥生式文化を伝えた人ではないかともされている。神武天皇は、実は徐福であるとの説まであるほどだ。

「史記」の中に登場することもあり、中国では実在した人物とされている。しかし、日本では伝説上の人物になってしまっている。日本での足跡がはっきりしないからだ。日本各地に徐福にまつわる話があり、すべてが本当だとすると、何人もの徐福が存在していたことになってしまう。徐福の子孫、徐鴻進さんによると、

〈日本の各地にある徐福の伝承や遺跡、古文書に記載された徐福は、驚くほど多いのです。

遺跡がある場所は五十六ヵ所、伝承のある地方は三十二ヵ所、古文書の記載は四十六ヵ所もあるのです！〉
（「アジア遊学」第五号二〇〇三年）

とのことだ。日本に来てから、日々忙しく過ごしており、これらの地を訪問することができないでいるが、ぜひとも「徐福ゆかりの地めぐり」をしてみたいものだと思っている。

肝心なことは、なぜ徐福が日本に来たのかということだ。秦の始皇帝のことはどなたもご存知だろう。その医学アドバイザーのようなことをしていたのが徐福だった。ある時、始皇帝から命じられる。

**「東の国、蓬莱山《ほうらいさん》という所に不老長寿の薬（仙薬）があるという。**費用は惜しまないから、探して持って帰れ」

と。そこで、数千人もの人たちを従えて、蓬莱山を目指して船出する。紀元前二一九年のことだとされている。不老長寿の薬を探しに行くのに、なぜ数千人もの人たちを従えたのかは分かっていない。最初から移住を考えていたのかもしれない。徐福一族一一人に、医者、鍼灸師などを含めた技術者たちが多く含まれていたからだ。徐福の父親は、始皇帝に殺されている。

そしてたどり着いたのが、日本だった。不老長寿の薬は見つからず（見つける気がなかった？）、一度中国に戻ったらしいのだが、再び来日して、以後は日本に永住したという。お墓も、不思議なことに日本の何ヵ所かにある。

一九七八年、鄧小平が、中日平和条約調印のため、来日した。その時に、「日本は中国古来の伝説に語られている蓬莱の国であり、不老長寿の薬があるところ」といった趣旨の演説をしている。

**私が日本にとても興味を持ったのは、徐福を知ってからだった。さらに日本でも漢方薬や鍼灸の治療が行なわれていることにも興味を持った。**するとと徐福だけではない。**『医心方』という日本最古の医学書を編集した丹波康頼《たんばのやすより》の先祖は、もともとは中国後漢の霊帝につながり、日本に帰化した人だという。**

日本に興味を抱いた私は、中医師の仲間と共同で、『中医伝日史略』（中医学の日本伝来の歴史）という題の書を執筆したこともある。テレビの日本語講座で日本語を習得したりもした。

そして、「笹川医学奨学金制度」の選抜試験に合格。すでに四三歳になっていて、合格者の中では年長だったが、一九九〇年、笹川医学研究者として晴れて来日できたのである。

来日してからは、筑波大学臨床医学系や東邦大学医学部の付属病院で中国の伝統医学臨床の共同研究をしていた。ツムラ、カネボウ（現・クラシエ）の漢方研究会の講師をしたりもした。

そして、筑波大学での研究生活が終わったこともあり、いったんは中国に戻るのだが、漢方学会で知り合った東邦大学の先生から、また日本で、漢方の研究をしませんかとのお誘いを受け、再来日以後は、日本にいる。中国では中医学の医師の資格があったのに、日本では認められず、日本の鍼灸師の資格を取り、鍼灸院を開設した。

現代の徐福になろうといった大それた気持ちはないが、不老長寿に関心がある。今、日本は高齢化社会になってしまった。長寿であるのはいいことなのだが、長寿の人が老いてしまうだけだと、様々な問題が生じる。

しかし、**不老、つまりいつまでも元気で、若さを保てれば、高齢化社会になっても活気を失うことはない。そのための貢献を中医学でできればと願っている。**

## 患者の医療費負担はもっと安くできる

中医学での治療の方が、治療費は安くすむはずだと、何回か書いてきた。中医学の治療を取り入れることで、経済的効果も出てくる。これは中医学の大きなメリットだ。

**厚生労働省によれば、年間の医療費は三七・八兆円（二〇一一年）にも達し、**年々増えている。うち七〇歳以上の人にかかった医療費は四四・九％を占めた。

日本は皆保険制度だから、病院で診療を受けても三割負担ですむ。あとは、国民がみんなで負担している保険料から支払われるということだ。

年間の医療費が増えるということは、保険料の負担が増すということになる。国民が払う保険料を上げていかなくてはならなくなる――保険料ではなく、消費税増税で負担する方法も模索されているようだが――。中医学を取り入れれば、国民の負担が減少するのに。

たとえば、腎臓の病気になり、腎不全がひどくなると人工透析を受けなければいけなくなる。週に三回は、透析のため病院通いをしなくてはいけない。**年間三〇万人もの人が人工透析を受けていて、治療費は一人六〇〇万円ほどにもなり、**ということは、**年間の医療費が一・八兆円にもなっている。**

**鍼治療を取り入れれば、一回五〇〇〇円。なかなか治らなくて、年間四〇回ぐらい通っても、二〇万円。三〇分の一ですんでしまう。**

**人工心臓研究の第一人である渥美和彦先生は、鍼灸はエコ医療だと述べている。**東日本大震災後、被災地では西洋医学はうまく対応できなかったという。「統合医療の時代来る」（日本統合医療学会誌 Vol.4、No.1 掲載）の中で、次のように記述している。

〈近代西洋医学手法による患者の治療が出来なくなってしまったのだ。生体情報のモニターが出来ず、消毒ができず、呼吸器も麻酔器も使えない……〉

**西洋医学における医療の発展は、機械化――さらにＩＴ化――**によるところが大きい。いわば〝贅沢な医療〟になってしまったといえる。ところが、**電気が通じない被災地では使用できない。**

〈マッサージ、指圧、ヨーガなどは施術者に技能があれば可能である。アロマテラピー

はアロマオイルさえあれば消臭だけでなく、消毒も可能である。鍼灸は鍼と〝もぐさ〟が有れば可能である。〉

これらは、西洋医学のように**機器使用による大量の電気エネルギーを必要としないから、エコ医療だというわけである。全くもって同感である。**

東日本大震災での大地震や原発事故で、避難所生活を余儀なくされた方々が多数いる。私も実際、避難所を回り、ボランティアで希望者に鍼灸治療をした。避難所にいると、身体を動かす機会が減り、高齢者などとくに腰痛や足の痛みを伴う人が増えていく。鍼灸治療をしたら、精神的な不安を解消できるし、皆さん症状が改善して、とても喜ばれた。

中医学では機械を使わない。血液検査もしないし、エックス線撮影もしない。ＣＴやＭＲＩも使わない。それでも、どんな症態かが分かる。機械に頼らなくても治療はできるということだ。日本の病院では、検査漬け、薬漬け医療が問題になっているという。医療機器を使った検査を何種類もして、薬も、ほんとうに必要であるのかないのか、はっきりしないのに、何種類も出す。これが医療費の増大につながっているとのことだ。中医学の導入は、こうした問題を解決する一助になるだろう。

**国際医療福祉大学学長の北島政樹先生**が、読売新聞の「論点」欄に「見直されている漢方」という題の投稿をしている（二〇一二年三月二八日付け）。北島先生は、本書に「発刊に寄せて」を寄稿していただいた大竹美喜さんの文の中にも登場する。胃がんを治す名医であり、**プロ野球の王貞治さんの胃の腹腔鏡による全摘手術をした主治医**としても知られている。投稿の中で、

〈私は慶応大学病院在職中、大腸がんで手術した４６９人（１９９７～２００２年）に対し、手術後に胃腸の調子を整える大建中湯を使った場合と使わなかった場合の比較試験を実施した。

開腹手術でも、腹腔鏡下《ふっくうきょうか》手術でも、大建中湯を使ったグループは、在院日数が４日間短縮した。**医療費に換算すると、１人あたり約14万円の医療費削減効果をもたらした**ことになる。〉（注・太字は筆者）

と書いている。大建中湯とは漢方薬のひとつである。北島先生のおかげで、今や腹部手術のあとに、大建中湯が使われるのはあたりまえになってしまった。

## 漢方薬の副作用はごくわずか

中医学の大きなメリットは他にもある。副作用が少ないということだ。漢方薬も、鍼灸もそうだ。

西洋医学での問題点は、よく効く薬は、うまく使わないと副作用も強く出てくる点にある。たとえば**ステロイド剤には、ムーンフェイスといって、顔がむくみ、糖尿病、感染症、あるいは骨粗鬆症になるリスクが高まるなどの副作用がある。**

少なくとも中国では、鍼治療をしたら突然、容態が悪くなり亡くなった、といった事例はない。漢方薬の服用で、大勢の死者が出たという記録もない。だから、安心、安全な治療法として、中医学は確立され、四〇〇〇年もの歴史を積み重ねることができた。

それどころか、**中医学は他の副作用を抑えることができる。**すでに指摘したように、がんにかかった人が、抗がん剤を服用する。すると副作用で苦しむことになる。そんな時、鍼灸治療をすれば、副作用を軽減することさえできる。
副作用とまでは言えないにしても、体質的なものか、処方された薬が合わず、ジンマシンが出たり、めまいの症状が出るときがある。これらも早期に鍼灸治療すると回復する。

ところが日本に来てから、漢方薬の副作用被害を耳にするようになった。おかしいな、そんなはずはないのに、と思っていた。

しばらくして、その理由が分かった。二〇〇七年に開かれた第五八回日本東洋医学会学術総会で、自治医科大学学長（当時、二〇一二年三月退任）の高久史麿先生が特別講演をしている。高久先生は、西洋医学の第一人者で『医の現在』（岩波新書）などの一般向けの編著書があり、ご存知の方も多いだろう。

高久先生によれば、自治医科大学出身で、卒後二〇年以内の医者のうち、**ほとんどの医者が何らかの形で、漢方薬を処方しているということだ**。これは二〇〇一年に医学教育の改善に関する答申が出たことによる。その中に「和漢薬を概説できる」という項目があり、医学部で漢方薬の講義が増えていったことが要因だとしている。

ただ、高久先生によれば、根本的な問題が生じているとする。

〈しかし、先ほど、わが国でもほとんどのドクターが大なり小なり漢方を使っていると言いましたが、**その大部分は西洋医学の発想で漢方薬を投与しておられる、いわゆる病名投与でして、本当の意味の漢方である証に基づいた投与という例はまだ少ないのではないかと推定しています。**〉（注・太字は筆者）

すでにふれたことだが、中医学はどの病気にかかっているかより、どの「証」（症状のタイプ）かを重要視する。したがって、**病名は同じでも、証が違えば、異なる治療法になるし（同病異治）、病名は違っていても、証が同じなら、治療法は同じだというわけだ（異病同治）。この考え方を総称して「弁証論治」という。**

証にどんなものがあるのか。だいたいが「瘀血証」か「腎虚証」だ。他にも、この書ではふれないが、「気滞証」「水湿証」「熱毒証」などといった証もある。あるいは、免疫力が下がっていると認められた場合は、「気虚証」と診断する。

したがって、西洋医学のように病名で漢方薬を処方すると、思ってもみない副作用が生じることがある。

たとえば、**葛根湯《かっこんとう》という、よく知られた漢方薬がある。風邪を治す薬とされているが、風邪の症状によって、効き目があったりなかったりする。**

最近は、薬局で売られている風邪薬も、鼻水の場合はこの薬、咳が出るならこの薬、熱が出たらこの薬と用途が分けられるようになってきたが、漢方薬は、もともと症状によって、同じ風邪でも処方が違う。

葛根湯は、巻末に記したように、**風邪の引き始めのときに処方される薬である。**

以前、小柴胡湯《しょうさいことう》という漢方薬が副作用を引き起こし、死者が出たので、問題になったことがある。

一九九二年ごろから、慢性肝炎での肝機能障害を改善するということで、小柴胡湯が使われ始めた。一〇〇万人もの患者が服用したという。ところが、九六年三月、間質性肝炎になった患者のうち一〇名が死亡していたと、厚生省の報告で明らかになった。

上海中医薬大学附属日本校の孫樹建教授によると、原因は誤った処方をしたためだという。肝臓機能障害を改善するための漢方薬は、小柴胡湯ではないということだ。後漢末期ごろに編纂された、日本にも影響を与えたとされる書『傷寒論《しょうかんろん》』にも、「肝臓の症状に適用とは書いていない」とのことだ。ところがあらゆる肝臓障害に投与し、さらに長時間服用させることがおかしいと指摘する（中国科学技術月報二〇〇八年一〇月号より）。

**本来、同じ症状は長くは続かず、症状の変化により、漢方薬の処方、生薬の量を変えていかなくてはいけないのに、同じ分量で長期間服用させた結果、死者が出てしまったのである。**

ということは、たとえば風邪なら葛根湯と思い込んでしまうと、症状が重くなっても使い続け、効き目はないどころか、かえって悪いとんでもない症状が出てしまうかもしれない。そして、それを漢方薬の副作用と誤解されてしまう。

さらに中医学では、**風邪の場合、**漢方薬を、風熱のタイプと、風寒のタイプとに分けている。**漢方薬により、熱のタイプ向け、寒のタイプ向けと決められているので、ここをきちんと区別して服用しないと効果がないし、かえって悪化する場合さえある。**

そのためか、西洋医学を学び医者になった人の多くも、漢方薬を処方するようになったが、一部の慢性的な病気に使う程度だ。補助的であり、重い病気や救急の病気には使われない。使い方がよく分からず、処方することに躊躇するからだろう。

〈従いまして、病名と証とを組み合わせた投与が可能ではないか。（中略）西洋医学的主観・概念による対象の選択の中から、証による対象の選択をさらにさらに狭めていくと、個別的な医療ということになって、より漢方の有用性が明らかになるのではないかと想像はしたりしていますが、具体的にどうするかというのはこれからの課題だと思います。〉

と高久先生は述べている。この課題を解決するためには、西洋医学と中医学の医者たちが一致協力して研究を推し進めて行く以外にないだろう。もちろん、**漢方薬を処方する場合は、証にそった処方でなくてはいけない。証を基本にして、病名をどう絡ませるかである。**

## 一般の医療でも漢方薬の処方が増えている

最近、日本ではある種〝漢方薬ブーム〟的なところがあり、一般の薬局でも漢方薬が販売されているが、一般の人たちに「この症状なら、この漢方薬を」という判断ができるのだろうか。これまで繰り返し述べた通り、漢方薬の処方は、「証」を理解していないと、難しい。中医学の専門医、漢方薬専門の薬局で、漢方薬に精通している薬剤師がいるところでないと、どの薬を処方するべきか、正しい判断はできない。

だからこそ中医学を日本に普及させなければいけないのだ。

NHKのEテレが放映している「きょうの健康」のテキストが手元にあるのだが（二〇一一年六月号）、肩こりの改善法のひとつに、漢方薬がいいとしている。

〈体を温める『葛根湯』、血行をよくする『桂枝茯苓丸《けいしぶくりょうがん》』、ストレスを和らげる『加味逍《かみしょう》

遥散《ようさん》』などが用いられます〉

と書いてある。症状によって使い分けをしているので、良しとすべきだろうが、最初の症状で使い始めた漢方薬を、症状が変わってもひたすら服用と続けたら、逆効果もあるかもしれないと心配になった。しかし、続けて、

**〈漢方薬による治療を希望する場合は、まず担当医に相談されるといいでしょう。漢方**治療の専門医のいる医療機関を紹介される場合もあります〉（注・太字は筆者）

と添えてあったので、安心した。

近年、大学病院に東洋医学外来を設置するところが増えている。

中国では、各省ごとに中医学大学病院が設置されている。一〇〇〇以上の漢方専用の入院ベッドがあるのは普通だ。

「きょうの健康」のテキスト二〇一一年一二月号には、「あきらめないで！　冷え性　漢方で改善」という特集もされている。

〈西洋医学では、現れている症状の原因を突き止め、それに対する治療が行われています。

野球でいえば〝直球〟で…〉

とし、東洋医学については、

〈患者さんの訴える症状を重視し、それを改善するための治療が行われます。そのため、**冷え性の治療は漢方治療という、**いわば〝変化球〟が役立つのです。〉

〈漢方治療では、冷え性の患者さんすべてに同じ薬が使われるわけではありません。現れている症状や、（中略）東洋医学の考え方にしたがって患者さんの症状や状態に合う漢方薬が選択されます。〉

としている。

私に言わせれば、中医学の治療こそ、〝剛速球〟だと思うのだが、それはともかく、中医学を理解した上で、漢方治療を勧めているのだから正直、嬉しかった。ちなみに執筆者は帝京大学医学部外科准教授、新見正則先生である。

## 西洋医学は中医学を無視できなくなった

日本では、残念なことに中医学という医学があること自体がまだ認識されていないのが現状ではあるが、**欧米では、中医学に注目が集まっている。**今のところは「補完的代替医療」の一つとして捉えられている。科学的には未検証で、臨床的にも未応用の医療だからだ。それならここで取り上げる必要はないだろうということになるが、西洋医学では解決できない医療の問題も出てきて、にわかに注目されるようになった。

イギリスでは、早くも一九九四年の段階で、中国人医師が中心だったが、「イギリス中医薬学会」が設立された。翌年には「イギリス鍼灸師協会」が設立されている。八〇年代から、鍼灸、マッサージ、気功を教える学校が増え続け、一九七七年には、国立ミドルセクス大学が、北京中医薬大学の協力を得て、中医学課程を開設した。その後も、イーストロンドン大学、ウエストミンスター大学、ロンドンサウスバンク大学などで中医学、鍼灸課程が開設されている。

**おかげで、イギリスでは中医学の診察を受ける人口が二五〇万人にも達したという。**ついに、二〇一二年四月からは、漢方薬医療が公式な治療法として法制化されるまでに至っている。

オーストラリアのビクトリア州では、二〇〇〇年の五月「中医薬管理法二〇〇〇」が発効され、中医の診察を受けると、国の医療保険が適用されるようになった。一二月には中医登録委員会が設立されている。

二〇〇九年一二月にはメルボルンで「第六回世界中医薬大会」が開催されている。オーストラリア政府から、来賓という形で、衆議院議長、連邦薬管理局の局長が参加、祝辞を述べている。

**二〇一二年には、オーストラリア全体で中医登録管理を実施、これに中医学が国全体で認められたことを意味する。現在、国民の二〇%が中医学医療を受けているとのことだ。**

一九七二年、当時のニクソン大統領が米中国交回復のため中国を訪れた時、同行したニューヨークタイムズの記者が虫垂炎にかかった。手術後の疼痛緩和のため、鍼治療を受けたところかなりの効果があり、感激し、自らの体験談を記事にしたことで、アメリカでの関心が高まったという。

**現在、四九の州で中医による鍼灸治療が法律で認められるようになった。中医は三万人にも達した。狭心症、高血圧症、糖尿病、リウマチ、肥満、アレルギー性肥疾患、性機能障害などの治療にあたっている。**

まだ「補充・代替医学」としてしか捉えられていないが、それでも研究のための予算は、一・二億ドルも計上されている。国民の関心も高く、自費で漢方薬や漢方薬原料を含むサプリメントを購入する人たちが、年間一・八億人もいて、二〇〇億ドルを費やしているという。

アメリカで中医学の普及に功績のあった人として、どうしても**田小明《でんしょうめい》先生を挙げなくてはいけない。**一九八二年ジョンズ・ホプキンス大学の外国人研究者として渡米。一九九一年アメリカ国家衛生研究所の中医学鍼灸臨床顧問として迎え入れられた。自らは、

[ 田小明氏の治療の様子 ]

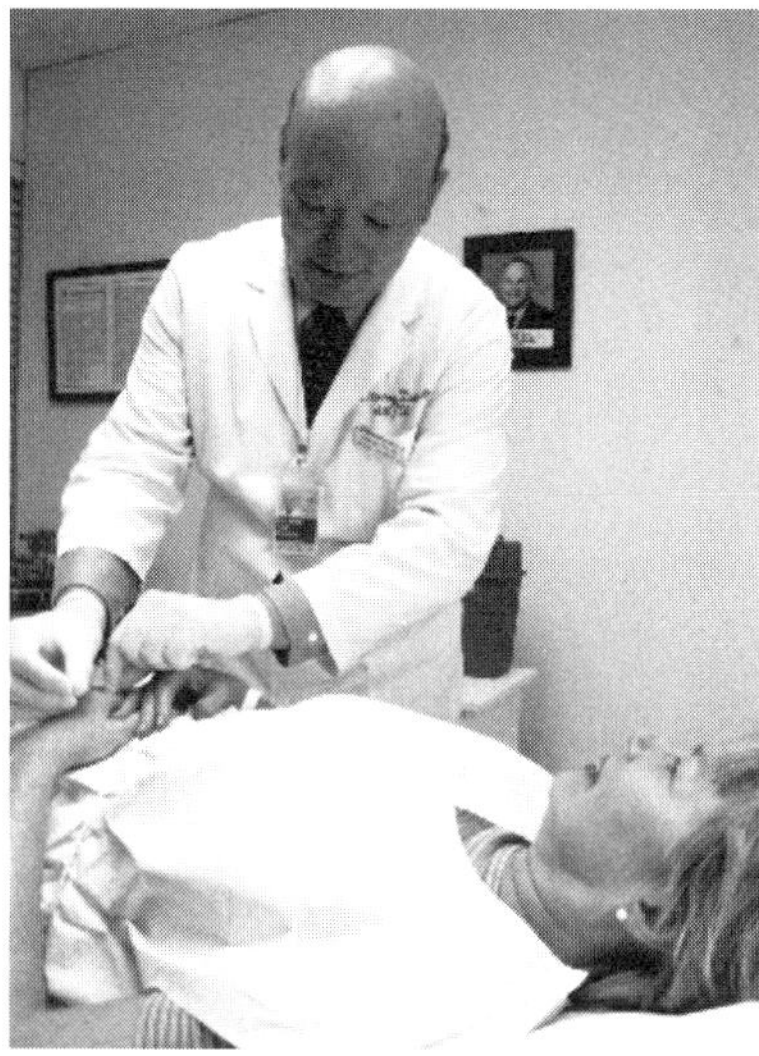

アメリカ初の中医学医院「中国鍼灸クリニック」を開設している。
　田先生の評価を高めたのが、アメリカ議会のティコンシニ議員が神経炎による激しい痛みで苦しんでいて、西洋医学での治療を続けていたのだが、治る気配がなかった。そこで**田先生の治療を受けたところ、一五回の治療で完治。当時のクリントン大統領に報告され、大統領も大いに注目するようになった。その後の多くの難病治療に功績があった。**
　オバマ大統領は、二〇〇九年「国家補充・代替医学医療顧問委員会」の委員に田先生を任命している。中医学の医師として初めての任命だった。

日本に、中医学が普及しなかった要因の一つは、繰り返すことになるが、漢方や鍼灸は非科学的ではないかと思っている人たちがまだまだ多いからだ。欧米ではそんなことは言っていられなくなった。

**西洋医学では治療法が分からないものがでてきた。不定愁訴がそうだ。これらは中医学で治療すると効果がでている。**

**それならば、非科学的と排斥せず、どこかに科学性があるはずだから、その証明をしていこうという方向になったということだ。**

安全性、経済性についても前向きに捉えていこうとしている。中医学としても大いに望むところだ。

すでに紹介した国際医療福祉大学学長の北島政樹先生は、読売新聞「論点」で、〈医療の世界は、科学的なエビデンス（証明）を重視する。漢方薬は、西洋医学の手法を用いた遺伝子レベルや臨床レベルの研究でそのメカニズムが解明されつつあり、補

完代替医療の範疇から脱却したと言える。〉

（読売新聞二〇一二年三月二八日付け）

と前向きに捉えている。中医学が、科学的な医療だと認められる日は近いということなのだろう。**まもなく中医学は日本でメジャーデビューするということだ。**

渥美和彦先生は、二〇〇一年日本統合医療学会を立ち上げた。

〈統合医療の定義は、先ず、患者中心の医療であるということである。次いで、身体のみならず、精神、社会、霊性などを含めた全体医療である。さらに、治療のみならず、疾病予防、および健康維持の医療である。また生まれて、死ぬまでの包括医療であるということである。〉

（日本統合医療学会誌第三巻一号、二〇一〇）

と述べておられる。**「疾病予防、および健康維持の医療」なのだから、まさに中医学を想定している。**もちろん統合医学とは、中医学の他にも、他の国の東洋医学も含まれている。渥美先生によれば、西洋医学のルーツは、東洋医学なのだそうだ。

〈医療の歴史を紐解くと、四～五〇〇〇年前に始められた三大伝統医学に突き当たる。

それは、インドのアーユルヴェーダであり、中国の中国医学であり、イスラム・アラブのユナニ医学である。これらはいずれも東洋で創められたという、自負と責任とをわれわれは持つ必要がある。

それらが融合し、交流し、ギリシャ、ローマにて医学の体系を整いつつ、西洋医学の基礎となったのである。〉（前同）

日本経済新聞のインタビューでは、

〈西洋医学か東洋医学かという二者択一ではなく、一人ひとりの患者を中心に、最もいい医療を行うのが統合医療なのです〉

とした上で、分かりやすい例を挙げている。

〈例えば、交通事故で大ケガをした場合は鍼灸では治せず、出血を止めたり骨をつないだりする外科的治療が必要です。しかしリハリビ段階に入ると鍼灸や指圧が有効なことも少なくありません〉

（以上、日本経済新聞二〇一二年二月二五日付け）

**私も、西洋医学と、中医学が相互補完の関係になればいいと心から願っている。**

# 第６章

# 日本の漢方薬、鍼灸治療の実態と、中医学との違い

# すぐに効果がでる腰痛治療

最後の章で、日本での漢方薬、鍼灸治療の実態にふれておきたい。いくつかの問題があることがはっきりするだろう。

私が日本に来た二〇年前に比べても、「鍼灸」の看板を掲げる治療院が増えてきた。東京都内であれば、どの街でも、四、五軒は見かけようになった。おそらく他の地域でも同様だろう。

もしかして、ある種ブームなのかもしれない。でも本物ではない。鍼灸の本質を理解した上でのブームなのではなく、皆さん、なんとなく良さそうだというので、とびついているのにすぎないのではないか。

その背景には、今の日本の医療（西洋医学での医療）への不信感があるのだろう。いわばアンチ西洋医学にすぎず、全面的に支持しているわけではないということだ。

今のところ鍼灸院にかかる人たちは、その多くが腰痛や、肩こりである。これらの整形外科的な病気であれば、鍼灸で治そうという人たちが増えてきたということだ。しかし、他の病気で、自ら鍼灸を受けようと思う人は、ほとんどいない。なぜかというと、整形外科的な治療であれば、後でふれるように保険適用になるからだ。

それでも、腰痛になったら、一般の病院――西洋医学の病院――に行く人たちの方が圧倒的に多いだろう。だからこそ鍼灸院に行く人たちは、〝アンチ西洋医学〟の人たちなのだ。

## 西洋医学の何が問題なのか。

**まず、診察まで待たされることが多い。**大病院だと一時間近くも待たされる。そしてやっと診察を受けても、医師は一方的に症状を聞いて、それでは検査をしましょう、エックス線をとりましょうということになる。治療はその結果待ちになる。とにかく時間ばかりかかる。

たとえば腰痛の治療がいざ始まっても、原因を特定できない場合が多い。そこで、MRIの検査を受けることもある。これで原因が特定できればいいのだが、特定できないことの方が多いという。そこで、痛みを抑える薬を服用しながら、リハビリをしていく。

多少、和らぐだけで治るということはなく、結局慢性化して、仕事をするのも日常生活もコルセットをして、ということになってしまうケースが多い。

場合によっては、手術をしなければならない。腰痛のせいで、尿漏れがあったり、脚に麻痺や痛みが生じたりすると、手術ということになる。時間がかかるだけでなく、治療にかかる費用もバカにならない。

鍼灸治療に期待するのは、すぐに治療が始まり、短時間で痛みが和らぐことだ。

たしかに鍼治療をすると、それこそ一本刺しただけで、腰痛がとれることもある。

「魔法ですね」

と患者からは感激される。

しかし、鍼灸治療は魔法ではない。

私はここを強調したい。鍼灸治療はあくまで医療行為なのだということを。ところが現実には、魔法のごとき効果だと宣伝する向きもあるので、困ったことだと思う。

鍼一本で治る場合もあるにはあるが、正直に言いたい。実際は、そうでない場合が多いということを。腰痛の程度によって、時間をかけて何回か通い、治療を続けていくことになる。

そうすると、鍼灸治療だけでなく、運動療法を併用することで、腰痛が完治してしまうことが多い。少なくとも手術はせずにすむ。

腰痛に関しては、西洋医学よりは、成績はいいのではないかと思っている。

## 全身総合医療だから完治する！

中医学では、悪い姿勢を続けていたからとか、座りっぱなしの仕事をしていたからという理由で、腰痛になったとは思わない。他の病気から来る場合もあると考える。内臓の病気、骨盤、女性なら子宮の病気からではないか。もちろん、運動不足によるもの、何よりストレスからくるものではないかと。

それは西洋医学も同じように考えていると思われるかもしれない。しかし、**整形外科にかかると、とにかく痛みをとることに主眼がおかれ、そのための治療になる。**

「腰痛対策で必要なのは、腰痛の原因を特定することではなく、適切な処置を行なっていく」

というのが、整形外科医の多くの認識だからだ。

鍼灸治療でも、腰痛の原因を特定することはできないし、しない。しかし、鍼灸治療は、全身治療なので、痛みをとるだけでなく、内臓や、骨盤、子宮の病気の治療も同時にしているから、総合医療なのである。

西洋医学は細分化し過ぎではないかと思うのだが、内科、外科、整形外科、耳鼻科、眼科などと分野別になっている。さらに大病院では、内科でも消化器内科、循環器内科、呼吸器内科など、臓器別に分かれている。患者はしばしば迷ってしまう。自分は、どの科にかかればいいのかと。

腰痛なのだから、整形外科ということになるのだが、内臓の病気が、腰痛という症状になって現れているかもしれない、それならば、本当は内科を受診するべきなのだが、患者にはわからず、整形外科にかかる。そこでは、痛みをとる治療しかしてもらえない。

日本でも大病院などでは、たとえばがんなどについては、内科、外科といった枠を超えて総合医療チームが作られ、診療にあたるところが増えてきたと聞いている。がんだから総合医療チームが作りやすいのだろうが、初期の症状、たとえば腰痛で、内科、外科、整形外科の枠を超えて総合医療チームを作って診断しているなどというケースはないだろう。少なくとも私は聞いたことがない。

中医学は、分野別に分かれていない。総合的な治療をしている。ここが中医学の大きな特徴と言っていい。

複数の病気になっても、一人の医師で対応でき、腰痛という症状で訪れた患者に対しても、全身治療、総合医療をする。腰痛で治療を受け始めた患者の内臓の病気も治してしまうから、完治するのである。

がん治療などで、内科と外科の枠を超えた統合医療チームが作られるようになった。この傾向は中医学の考え方と同じで、とても嬉しいことだ。

## 保険適用はどこまで認められる？

鍼灸院の現実は、腰痛、肩こりといった整形外科的な患者を歓迎する。なぜなら、健康保険が適用されるからだ。

**現在、鍼灸で健康保険が適用になるのは、次の病名だ。**

- 神経痛
- リウマチ
- 腰痛――ギックリ腰、慢性の腰痛
- 五十肩
- 頸腕症候群《けいわん》――首から肩、腕にかけてのしびれや痛み
- 頸椎捻挫《けいついねんざ》後遺症――むちうち、首の外傷

・その他、これらに類似する疾患など

なぜ、これらの病気のみが保険適用になるのか、中国に生まれ、日本に来てまだ二〇年にしかならない私には分からない。私が得意とする不妊症の治療は保険適用にならない。それだけでなく、すでに紹介したが、私の鍼灸院での治療科目は、

抗がん剤、放射線治療の副作用緩和、免疫力増強
不妊症（男女）、習慣性流産、妊娠中毒症
生理不順、月経困難症、無月経、子宮内膜症、子宮筋腫、卵巣のう腫、更年期障害
冷え性、生活習慣病（高血圧症、糖尿病、肥満）、肩こり、腰痛、変形性膝関節症、
胃腸障害、膠原病など
花粉症、アトピー性皮膚炎、喘息を始めとするアレルギー性疾患

であり、これらは一部を除いて保険適用にならない。つまり自費診療になる。33ページで紹介した歯科医の方の例、頸腕症候群は保険適用になるが、今の医療制度では、自費診

療をしていると、保険適用の分野であっても、自費診療扱いになる。

**国際機関であるＷＨＯ（世界保健機構）が、鍼灸治療が適応できる疾患として認めているものは、なんと五〇種類以上になる。**それが次ページの表だ。

この表にある疾患には、私のところで治療できる疾患のほとんどが含まれている。

鍼灸院に行きたくとも、どうも……、という人たちはまだまだいるだろう。その人たちが心配なのは、医療費だ。とても高額なのではないかと思っている。

初めて鍼灸の治療を受けることになったら、恐る恐る聞くだろう。

「いくらぐらいかかりますか」

と。保険が効かないと、場合によっては一万円もかかる時もあるけれど、たいていは一回五〇〇〇円程度だ。保険が効けば、三割負担だから、一五〇〇円ほどですむ。五〇〇〇円と聞くと、

「高いな」

と思うかもしれないが、一五〇〇円なら、

### [ 鍼灸治療が適応できる疾患 ]

| | |
|---|---|
| 神経系疾患 | 神経痛、神経麻痺、痙攣、脳卒中後遺症、自律神経失調症、頭痛、めまい、不眠、神経症、ノイローゼ、ヒステリーなど |
| 運動器系疾患 | 関節炎、リウマチ、頚肩腕症候群、五十肩、腱鞘炎、腰痛、外傷の後遺症（骨折、打撲、むちうち、捻挫）など |
| 循環器系疾患 | 心臓神経症、動脈硬化症、高血圧低血圧症、動悸・息切れなど |
| 呼吸器系疾患 | 気管支炎、喘息、風邪および予防など |
| 消化器系疾患 | 胃腸病（胃炎、消化不良、胃下垂、胃酸過多、下痢、便秘）、胆嚢炎、肝機能障害、肝炎、胃十二指腸潰瘍、痔疾など |
| 代謝内分泌系疾患 | バセドウ氏病、糖尿病、痛風、脚気、貧血など |
| 生殖・泌尿器系疾患 | 膀胱炎、尿道炎、性機能障害、尿閉、腎炎、前立腺肥大、陰萎など |
| 婦人科系疾患 | 更年期障害、乳腺炎、白帯下《はくたいげ》、生理痛、月経不順、冷え性、血の道、不妊など |
| 耳鼻咽喉科系疾患 | 中耳炎、耳鳴り、難聴、メニエル氏病、鼻出血、鼻炎、蓄膿症、咽喉頭炎、扁桃腺炎など |
| 眼科系疾患 | 眼精疲労、仮性近視、結膜炎、疲れ目、かすみ目、ものもらいなど |
| 小児科系疾患 | 小児神経症（夜泣き、かんむし、夜驚、消化不良、偏食、食欲不振、不眠）、小児喘息、アレルギー性湿疹、耳下腺炎、夜尿症、虚弱体質の改善など |

出典：「東京都はり灸マッサージ師会」のホームページより

「それほどでもない」

と多くの人が思うのではないか。一般の病院に行くのと、そう変わりはない。実際は、保険適用されれば数百円の負担ですむとのこと。

だから、**腰痛治療など保険が効くのなら鍼灸治療を受けてみようという気になる。**鍼灸院にとっても、保険診療をしている方が、患者さんが増え、経営の安定になる。

しかし、患者の立場にたてば不満でしかないだろう。**治すことができるのは、整形外科的なものだけではありませんよ、と私は声を大にして訴えたい。**

実は、日本でも、これまで保険適用の範囲を広げようという運動は、しばしば行われてきた。しかし実を結んでいない。

中医学の良さを理解してもらえれば、保険適用の範囲は広がっていくだろう。

## 「東洋医学」はメイド・イン・ジャパン

東洋医学、あるいは日本漢方という言い方が、日本ではよくされる。すでに指摘したように東洋医学＝中医学とはいえない。日本で東洋医学と言う時、実態は日本のオリジナル医学だ。

日本では、江戸時代までは中医学が用いられていた。別に腰痛治療だけをしていたわけではない。総合医療だった。「漢方医」と言われるぐらいで、漢方を処して、患者を治していた。鍼灸もしていた。

**ただ、この漢方医という言い方は日本独自のものだ。**中国では聞いたことがなかったし、存在もしていなかった。日本に漢方医という人たちがいることは知っていた。鎖国をしていたので、中国の医者との交流がほとんどなかったため、中国で行われていた中医学と同じ源の漢方や、鍼灸を使った治療をしていたが、日本独特の発展をとげたのだろう。

それが今の「東洋医学」であり、「日本漢方」なのだ。

日本中医学会会長の平馬直樹先生によると、江戸時代の鎖国政策により、人的交流が困難になり、書籍の輸入のみで中医学を学習するようになったとのこと。一方で、江戸時代というと、儒教が国学になったのだが、その中で、儒教のひとつ朱子学を学んでいたのに、伊藤仁斎、荻生徂徠らが、孔子の原典に立ち返ろうというと唱え始め、「古学」が潮流になっていく。医学もその影響を受け、古典の見直しが起きたそうだ。

〈18世紀には中国の傷寒論研究の影響を受け、日本でも張仲景書と仲景方の研究と臨床応用が活発となりました。〉

（「日本における中医学の現状」中医学学会講演録より）

張仲景という名医が書いたのが、『傷寒論』で、中医学の古典的名著とされている。今から一八五〇年ほども前の、後漢の時代の書だ。「弁証論治」を発展させ、中医学を確立させた書とされている。張仲景が書いた医学書を「仲景方の書」と呼んでいた。

ただし、『漢方の歴史』（小曽戸洋著）には、

〈復古と称し、『傷寒論』を自己流に解析し、自説に合う経文を張仲景の旧文とし、都合

の悪い部分を王叔和《おうしゅくか》など後人《こうじん》の竄入《ざんにゅう》としては排除する論法を編み出した。（中略）日本の古方派はこれに触発され追従したのである。〉

とある。

この**自己流に解釈したものが、今も、日本漢方に大いに影響を与えているのだろう。**

27ページに登場していただいた酒谷薫先生によると、鍵と鍵穴の関係だという。鍵穴（症状）に合わせて、鍵を作る（処方）のが中医学で、鍵に鍵穴を合わせようとするのが日本漢方。しかし鍵穴に鍵が合わないことは往々にしてある。合わなければ、「漢方薬が合わなかった」ということになる。

酒谷先生曰く、

〈もし漢方薬を服用しても効果がなければ、「漢方薬が体に合わなかった」と思って、患者さんも医師も納得するというか、あきらめてしまいます。**しかし中国漢方では「薬が体に合えば効く」という言い方はしません。なぜなら、「漢方薬は体に合わせて処方する」ものだからです。**〉（注・太字は筆者）

（「東洋医学が教える脳の『養生法』」）

明治時代になり、さらなる不幸が生じてしまった。文明開化、要するに西洋化することになり、西洋医学が取り入れられ、一八九五年（明治二八年）には、漢方医は医者としての免許はとれなくなった。医学校は西洋医学しか教えなくなった。

『漢方』（石原明著、中公新書）に、興味深いエピソードが紹介されている。

〈わが国の風土病として、早くから外人医家に注目されていた脚気は、当時の西洋医学では、本体も治療法もわからなかった。政府はこの対策に手をやいて、ついに施療病院を設け、ベッドを二分して、漢方医と西洋医の双方で、その治療成績を比較することになった。その結果は、**漢方側の勝利となったが、具体的な治療方針の公開を、秘伝と称して拒絶したため、かえって社会の反感をかった。**そしてけっきょくは漢方の失脚という事態を招いたのである。〉（注・太字は筆者）

もったいないことをしたものである。当時は、科学的に証明しなくてはいけない、ということがまだ重要視されていなかったのだろう。なにやら神秘的なものにした方が、患者は増えるという思惑があったのではないか。この捉え方が、墓穴を掘った。当時の人たちの支持も得られなかったということだ。

この後、漢方の授業を医学部の中に取り入れろといった要求もあったようだが、議会で否決されてしまう。

このため、漢方医はいなくなり、鍼灸師も少なくなったが、ひそかに生き延びた。鍼灸は、目の不自由な人たちのための職業とされ、福祉的な行政の範疇に入れられ、生き延びることができたのである。

あるいは灸は、家庭内で自己治療する場合は資格はいらないので、けっこうどの家庭でも行なわれていた。戦前生まれの人の腕などには、お灸のあとの窪みが一つや二つあったものだ。

ただし、

「お灸を据える」

という言い方があるぐらいで、子どもが何か悪さをした時の体罰にも使われたようだ。だから誤解を招いたのではないかと思う。医療行為として見られなくなってしまったのではないか。

# 日本で処方できる漢方薬は少なすぎる

一九七二年の日中国交回復後、つまり中医学が否定されて約八〇年も経て、やっと日中の医学交流が再開、おかげで私も来日することができた。しかし今も弊害が残っている。たとえば誤訳がある。中国語の知識だけでなく、中医学の知識に欠けるためだろう。孫樹建教授によれば、

〈〝乳余疾〟の本当の意味は婦人の出産後に多発するいくつかの疾病を指しており、主に月経のおりものが止まらないことを指している。しかし日本の多くの書籍では〝乳余疾〟を〝婦人の乳房の疾病で、主に乳腺炎を指す〟と翻訳している。〉

〈〝目黄〟は中国語の古代の意味では目のくらみ・視力低下・目のかすみを指す。しかし日本の多くの書籍では〝目黄〟を〝目と皮膚が黄色くなること、即ち黄疸である〟と翻訳している。〉

（中国科学技術月報二〇〇八年一〇月号）

とのこと。困ったものである。

乳余疾や目黄という症状を誤訳してしまうと、治療法も間違えるということになる。患者としては冗談ですまされる話ではない。

さらに現在、日本の厚生労働省が認可し、**保険適用になる漢方薬は一四八種類しかない。**使用される生薬は約一〇〇種類になる。

ところが中国では『中国薬典』に記載されている漢方薬は五六四種類、生薬になると『中薬学大辞典』には二二五四種類も記載されている。

**このうち中医学病院でよく処方されているものは、五三一種類。せめてこれらの漢方薬は日本でも認可してほしいものだ。**

あるいは、保険適用になっているのに、ある漢方薬は、中国では、心筋梗塞や狭心症に有効とされているのに、日本ではそうなっていない。肩こりなどに有効とされている。だから心筋梗塞の治療には使えない。別の漢方薬は、中国ではジンマシン、アトピー性皮膚炎、喉の炎症に有効とされているのだが、日本ではダイエットの薬として使われている。

漢方薬の効用についても再検討してほしい。

何より日本が認可している漢方薬のうち、約半分以上が張仲景の著作『傷寒論』と『金《きん》匱《き》要略』に掲載されているものだ。残りは、宋の時代の『太平恵民和剤局方』と明の時代の『万病回春』に掲載されているもの。

いずれも日本漢方に影響を与えた書ばかりなのだが、漢の時代は今から一八〇〇年前、明は四〇〇年前。要するに古い時代の漢方薬しか認めていないということになる。この後も続々と漢方薬は開発されているのにもかかわらずだ。

中医学も、明の時代の後期あたりから格段の進歩をとげた。「温病学説《うんびょうがくせつ》」が主流になっていった。**温病というのは伝染病や、感染症、発熱病のことであり、コレラ、チフス、麻疹、天然痘などが流行、新しい治療法が求められた。**清の時代に入ると、『温熱論《うんねつろん》』『温《うん》病条弁《びょうじょうべん》』『医宋金鑑』といった医学書が出るのだが、日本には伝わらなかったようだ。

## SARSの拡大を抑え、世界の注目を集める

「温病学説」があったから、中医学は進歩したし、**中国人を救っている**。まだ皆さんの記憶に生々しい話をしよう。

二〇〇三年、**中国は危機に陥った**。**新型肺炎SARS（重症急性呼吸器症候群）が大流行したからだ**。第一号患者が出たのは、前の年〇二年の一一月、広東省だったのだが、〇三年に入り、二月にはその広東省で流行し始めた。広東省の医師が香港のホテルに宿泊したところ、香港でも流行してしまった。それだけではない、同じホテルに宿泊していた外国人にも感染、大規模な流行になっていった。

流行の拡大を抑えるため、WHOは香港と広東省の渡航延期を勧告したほどだった。中国全土での感染者は五〇〇〇人を越え、死者は三〇〇人を超えた。香港では約一八〇〇人近くが感染、三〇〇名ほどが死亡している。七月に入り、隔離政策をとるなどして、収束

**[ 国・地域別の SARS 死亡率比較 ]**

| 国地域 | 患者数 | 死亡数 | 死亡率 |
|---|---|---|---|
| 中国 | 5327 | 349 | 6.55% |
| 香港 | 1755 | 300 | 17.09% |
| 台湾 | 665 | 180 | 27.07% |
| カナダ | 251 | 41 | 16.33% |
| シンガポール | 238 | 33 | 13.87% |
| ベトナム | 63 | 5 | 7.94% |

**[ SARS 患者数 ]**

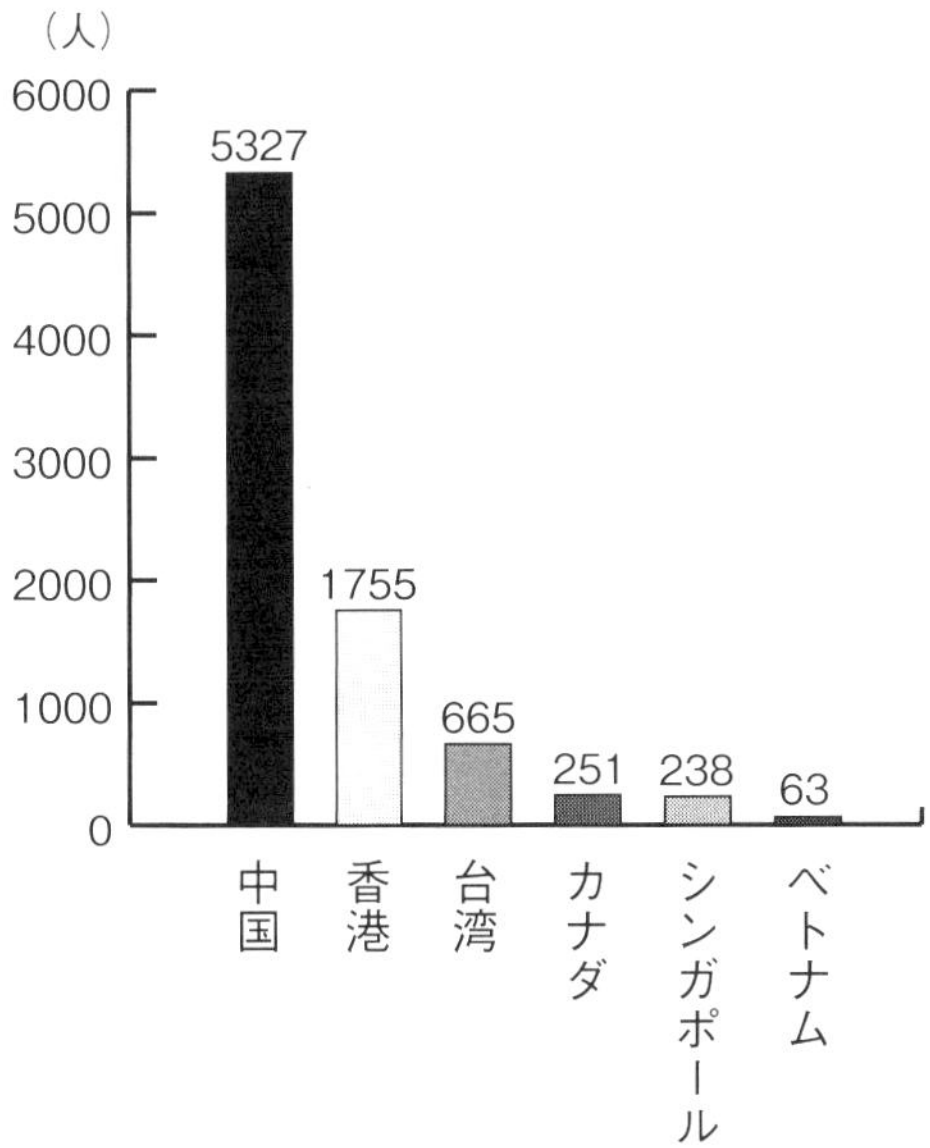


出典：著者作成

に向かう。日本でも感染者が出たら、一気に広がるだろうと戦々恐々としていたはずだ。

**香港は、中国の中では、イギリスの領地だったこともあり、最先端の西洋医学が行なわれていた。しかし、SARSの流行を抑えることはできず、死亡率一七%という高さだった。**たしかに広い中国全土と狭い香港との死者の数を比べてみると、香港が五〇人ほど少ないだけだ。西洋医学では有効とされる治療法は確立されていない。

いっぽう香港の隣に位置する広東省広州市は、中医学の病院がかなりあった。ここでSARSの患者に鍼灸治療をし、**漢方薬を処方したところ、死亡率は四%にとどまった。**

そこで、五月、香港政府医管局からの依頼で、広東省中医院の二名の中医師が派遣され、重症SARS患者の治療に協力することになった。

収束に向かったあとの一〇月には、北京でWHOと中国国家中医薬管理局共催で、「SARSに対する中西医結合治療国際シンポジュウム」が開かれた――「中西」をナカニシと読まないでください。中医学と西洋医学を略して「中西」としたので、「チュウセイ」と読むのが正しいのです――。このシンポジュウムで、中医学と西洋医学が協力（結合）

して、治療にあたってから、効果が上がり、死亡率が低くなったことが確認された。

ちなみに広州市の中医学医院がＳＡＲＳの予防のために処方した漢方薬は、

金銀花《きんぎんか》15グラム、連翹《れんぎょう》15グラム、板藍根《ばんらんこん》15グラム、荊芥《けいがい》15グラム、甘菊花《かんきっか》15グラム、十薬《じゅうやく》30グラム、防風《ぼうふう》12グラム、薄荷《はっか》12グラム、甘草《かんぞう》6グラム、黄芩《おうごん》12グラム

といった生薬が調合されている。

## 中医学を日本に普及させるために

今、日本で行なわれている、漢方薬治療、鍼灸治療は、中医学と同じ源流にもとづいていても違う発展を遂げた。これはある意味で仕方のないことだ。すでに指摘したように、日本は江戸時代に鎖国政策をとっていたため、中国との交流がなかったためだ。明治になってからは西洋医学のみになってしまった。

それでも、皆さんに理解してほしいことは、これもすでに指摘したように中医学は、その後も発展をとげたということ。

それでは現代の最新の中医学を日本に普及させるためには、どうすればいいのか。

一番望ましいことは、政府の中に、具体的には厚生労働省が担当することになるのだろうが、中医学を管理する部署を作ることだ。そうすれば中医学を専門に教える学校を——

これは文部科学省が担当することになる——創設しやすくなるだろうし、中医学の医師免許も発行しやすくなる。

**鍼灸にも漢方薬にも熟知している中医師を日本で増やしてほしい。**そして中医学専門の病院、あるいは大病院には必ず「中医学科」を開設できれば、中医学の臨床、研究が発展していく。中医学の日本でのレベルアップにもなっていく。

**中医学も向上していかなければいけない。日本人にあった治療法も研究していくべきだ。中医学診断の日本でのマニュアル作りをしていく必要がある。**

さらには今後、漢方薬や、鍼灸のメカニズムが科学的にも証明されていくだろうから、証明されたものは、積極的に臨床の場で生かさなければいけない。もちろん、すでにふれたように保険適用を広げていくことが先決である。

日本から中国への留学生といえば、中医学を学ぶため、という人がもっとも多い。しかし、中医学を学び中医師の資格をとった人たちが日本に帰ってきても、現状は、開業できない。私のところに連絡があり、採用してほしいと言われても、私のような個人の研究所では採用できない。彼らは仕事もなければ、研究を重ねる場もないのである。

もし、日本で開業するとなると、日本の学校に入り直して資格を得なければいけない。これは理不尽だと思う。**私も鍼灸の治療を日本でするために、日本の鍼灸師の学校に入り、資格をとらなければならなかった。**

日本にある中医学の学校は、東京にある「北京中医薬大学付属日本校」「国竜江中医薬大学付属日本校」「遼寧中医薬大学附属日本中医学院」、大阪にある「上海中医薬大学附属日本校」などいくつかある。ただし文部科学省の認定は受けておらず、資格は日本でとれないし、開業もできない。

将来的には全国に設けられ、学校を卒業したら、国家試験を受ける資格が得られるようにしてほしい。中国で資格をとった人は、日本でも無条件で資格を与えるか、面接程度で国家試験合格ということにしてほしい。

学校を開設したところで、中医学を教える人たちは、ごくわずかではないかとの声があがりそうだが、中医学を教える者は、すでに日本に存在している。その中には、中国の中医学校で教えている者もいる。教材も揃っている。ここまで、何度か引用してきた上海中医薬大学附属日本校教授の孫樹建先生によれば、

〈教材について言えば、日本の医師・鍼灸師が漢方薬と針灸を正確に使用できるように、我々上海中医薬大学は１９９２年に早くも中国全土で使用されている中医学と針灸に関する統一教材をすべて日本語に翻訳し、併せてセットとなる日本語版視覚教材を特別に製作している。〉

（中国科学技術月報２００８年10月号）

とあり、安心していい。

平成帝京大学、鈴鹿医療大学、東京有明医療大学などの一部の学校では、鍼灸学部で中医師に講師になってもらうようになった。孫教授によれば、現状では、鍼灸の学校では四〇％ほどしか中医学を教えていないということだが、今後は増えていくだろう。医科大学でも中医学講座を開設するところが増えてきている。

**中医学への理解は深まりつつあり、あと一歩のところまで来ている。**ただし、その一歩とは法律改正ということになるので、時間はかかるかもしれない。

漢方薬治療も、鍼灸治療も対応できるとなると、現在すでに開業している鍼灸師――漢方薬治療ができない――、あるいは漢方薬専門の医師や薬剤師――鍼灸治療ができない―

―たちの立場はどうなるのかという問題も出てくるだろう。当然守られなければならない。守るためには、たとえば鍼灸院と漢方薬局が併設されるのが有力な一つの方法だろう。以前日本で、このような動きがあったとのことだが、薬剤師が漢方薬を処方する場合、保険が適用されないというデメリットがあり、うまくいかなかったとのことだ。

もちろん、医師と薬剤師の連携が大切だろうが、たとえ薬剤師が処方するとしても、保険が効くようにしてほしい。そのためには薬剤師のレベルアップが求められるだろう。鍼灸師が新たに漢方薬の勉強をしなくてはいけないかもしれない。その逆もある。そのための費用がかかるので、国や自治体が助成金を出すなどしてバックアップしてほしい。

法律改正を推し進めるために、いくつかの方法がある。

**中医学特区を設けることは、その一つだ。**そこにいけば中医学の治療を受けることができる。受けてみてどうだったのか、実績をみて、法律改正に持っていけばいい。岩手県では、震災復興のために医療特区が設けられた。医師の配置基準や薬局の設置基準が緩和されている。この特区に中国人医師を呼んでいる。この中に中医師も加えてほしい。

中医学は未病段階で治療にあたる。予防医学であり、若さを保つことができる。それを分かってもらうために、**皆さん健康診断を受けるだろう。その時に、最初は希望者でいいので、中医学の診察を受けるようにしてもらえないだろうか。**すると、中医学の良さを理解していただけるだろう。中医学の診察を受けたことで、健康が維持され、病院に行かずにすむというケースが増えていくに違いない。

ここまで何度も書いてきたことだが、日本の医療技術の向上につなげるために、患者を少なくするために、それは医療費の減額にもなるだろう。何より、高齢化社会を迎え、病気でいる人よりも、健康で元気でいる人ばかりになるように、ぜひとも中医学を日本に普及させてほしい。

中国人が好んで言うのが「ウィン、ウィンの関係」。両者共にメリット、シナジー効果がある関係という意味で使われる言い方だ。**中医学と西洋医学の関係は、ウィン、ウィンの関係にならなければいけない。**

# 付録

# 漢方薬の処方例

ある程度の目安になるよう、日本では人気の代表的な漢方薬の処方を解説する。

漢方薬はいくつかの「生薬」から構成されている。生薬とは、自然に生えている植物、きのこ類、動物の骨や皮、貝殻、鉱物などで、薬としての効果があるものである。

以前は、煎じて飲むのがあたりまえだったが、最近はあらかじめ配合が決まっている粉末状、もしくは顆粒状のエキス製剤、錠剤が出てきて、西洋の薬と飲み方が変わりがなくなった。

## 葛根湯《かっこんとう》

日本でもっとも知られている漢方薬だろう。

今から一八〇〇年以上前の漢の時代に出た『傷寒論』に明記されている薬。麻黄、葛根、桂枝、芍薬、生姜、大棗、甘草の生薬によって構成されている。

**風邪の引き始めに飲む薬だ。**麻黄と桂枝が合わさることで、強い発刊作用が生まれる。汗をかくことで、風邪の症状が治まる。**最初から、水っぽい鼻水、くしゃみ、軽い咳、寒気を感じている人に有効。**

ただし、もともと汗のかきやすい人は、発汗作用が強まりすぎて、かえって風邪が悪化する場合があるので、要注意。更年期障害の人も、汗をかきやすいので、使わない方がいいだろう。

**寒のタイプの風邪の症状のときに使う。**寒のタイプの風邪とは、鼻水が出る症状、それも水っぽい鼻水。喉はいがらっぽいが、痛いほどではない。赤く腫れていない。もし鼻水がドロドロしていて、黄緑色になり、喉が痛く、赤い。扁桃腺が腫れている。こういう症状は、熱のタイプ。葛根湯は効かない。

**血圧が高い人は、注意すべきだ。**風邪の初期であっても飲まない方がいい。麻黄は、血圧を上昇させるからだ。

麻黄や桂枝は強い薬なので、**飲みすぎたらいけない。子ども、高齢者、高血圧の人、心不全の人は、必ず専門医の処方によること。勝手に服用してはいけない。**

ほてり、のぼせのある人、不眠症の人は、使わない方がいい。

葛根湯は、肩こりにも有効。生姜が身体を温める。顔面神経痛に効く場合もある。

### 天津感冒片《てんしんかんぼうへん》

生薬は、連翹、金銀花、竹葉、荊芥、牛蒡子、豆豉、薄荷、桔梗、甘草、芦根、羚羊角。

葛根湯は寒のタイプの風邪に効く。中国では**熱タイプの風邪は、こちらを使う。風邪による喉の痛み、咳、頭痛に効果がある。**鼻水がネバネバ、黄緑色、喉は痛いし赤い、痰《たん》も黄緑色の人に処方する。

### 小青竜湯《しょうせいりゅうとう》

葛根湯の次ぐらいに知られている。一般の薬局でも扱っているところが多い。葛根湯と同様、漢の時代からある薬で『傷寒論』に明記されている。麻黄、桂枝、甘草、芍薬、半夏、乾姜、細辛、五味子の生薬で構成されている。芍薬までは、葛根湯と共通している。
葛根湯と同様に強い生薬、麻黄、桂枝が含まれているので、**飲みすぎには注意。かつてアメリカで、麻黄の大量服用で死亡事故が起きている。**これは、麻黄の副作用というよりは、もともと大量に飲んではいけないものを、どういう事情があったのかは分からないが、飲みすぎてしまった結果によるもので、服用の仕方を間違えたから起きた事故である。

**アレルギー性鼻炎、喘息、さらに花粉症に有効。**半夏や五味子に喘息を抑える作用があるためだ。ことに花粉症の薬として最近注目されている。

葛根湯同様、寒のタイプの薬で、鼻水が、水っぽく、透明の場合に服用。喘息の場合も、痰が多く、水っぽく、透明な場合。泡みたいな痰ならいいだろう。

鼻水に色がついていて、ネバネバしていると、この薬は効かない。喘息の痰も、黄色や緑色だったら効かない。

### 麻黄附子細辛湯《まおうぶしさいしんとう》

この薬も漢の時代から処方されている。『傷寒論』に明記されている。麻黄、附子、細辛の三種類の生薬から構成されている。

アレルギー性鼻炎、花粉症に効く。

小青竜湯《しょうせいりゅうとう》の方が知られているかもしれないが、**鼻水が水っぽく、くしゃみがやたらに出る人、一日五回、一〇回、二〇回、五〇回出る人には、小青竜湯より効き目がある。**

冷えにも効果がある。寒気や全身の冷えがある人には効果的だということが、二〇一〇年に開催された東洋医学会学術総会で、東京女子医大東洋医学研究所の木村容子先生が報告した。

小青竜湯と生薬が共通しているところがあり、アレルギー性鼻炎に効く。一番の適合は花粉症。小青竜湯より効く場合が多い。それもあり、二月の後半から五月にかけて一番良くこの薬が使われる。最近エキス製剤も出ていて、飲みやすくなった。

注意しなくてはいけないのは、**汗の出やすい人は良くない。更年期の症状、ほてり、のぼせ、不眠症状のある人は服用してはいけない。高血圧の人も使ってはいけない。**かえって血圧が上がる可能性がある。間違った処方で、血圧が上がり、副作用扱いされてしまう。

### 参《じん》蘇《そ》飲《いん》

今から九〇〇年ほど前、宋の時代に調合された薬で、時の政府が作成した「和剤局方」に明記されている。

人参、茯苓、甘草、半夏、陳皮、生姜、大棗、紫蘇葉、葛根、前胡、桔梗、木香、枳実の生薬で構成されている。

風邪、それも**咳が出やすい人に有効。月に何回も風邪をひく。あるいは咳が出たら止まらない。繰り返し咳が出る。とくに寒い季節や、季節の変わり目、しょっちゅう咳が出る人に効果がある。**

慢性的な咳、痰の濃くない咳、熱の出ないタイプの人に有効。

続けて飲むことで、体質改善にもなる。風

邪がひきにくくなる、咳が出にくくなる。

おだやかな薬で、胃腸が弱い人にも適合。胃がすぐもたれる、お腹が張る、食欲がない人は、この薬を飲めば回復する。

朝鮮人参が入っているので、抵抗力、免疫力を高める。

**高い熱が出るタイプの人は服用しないほうがいい。**痰がドロドロしていて、黄緑の人には効かない。白っぽい、泡状の痰は適合。要するに寒のタイプの人向き。

妊婦でも使える。安全な薬。妊婦は風邪をひいても、薬が飲めないのだが、この薬なら服用してかまわない。

## 加味《かみ》逍遥散《しょうようさん》

参蘇飲と同じで、宋の時代の『和剤局方』に明記されている。精神安定剤的な薬で、漢方薬の中でも、多く処方されている。

紫胡、芍薬、甘草、白朮、茯苓、当帰、生姜、薄荷、牡丹皮、梔子の生薬で構成されている。

**婦人科で一番処方される。次が心療内科だろう。原因がよく分からない、イライラ、頭痛によく効くからだ。**女性ホルモンのプロラクチンが高いと、イライラ、精神不安といった症状になりやすい。

婦人科では、月経前症候群、生理が来る前のイライラ、不安、頭痛、肩こり、胸が張る、下痢、便秘といった症状に有効。

不妊症にもよく使われる。月経前症候群が起これば、妊娠がしにくくなるからだ。

更年期障害にも使う。やはりイライラ、不

安、不眠になりやすいためだ。

心療内科で使う医者が多いのも、同じ症状、イライラ、怒りっぽいなど、精神不安定の場合に有効だからだ。

ストレスで病気になった場合、たとえば神経性のジンマシンで、皮膚科に通い、いくら薬を使っても治らない、というケースでこの薬を使うと、良くなる場合がある。

病気ではなくとも、スポーツ選手の試合前、採用の面接、受験など緊張を強いられる場面で、この薬を服用しておくと、緊張感がとれ、実力が発揮できる。

精神の安定になり、よく処方される。

**一部で、冷えに有効とうたっているが、効き目はない。のぼせに有効な場合がある。**

## 婦《ふ》宝《ほう》当《とう》帰《き》膠《こう》

この薬は、最近調合されたものだが、当帰という昔からある生薬が主体になっている。

当帰は、紀元前に編集された薬物事典『神農本草経』に
「当帰は不妊症を治す」

と書かれている。**当帰は、**

**「人が当然帰るはず」**

**という意味で、健康な身体に戻る（帰る）**

**ということだ。**

昔、王福という、親孝行で愛妻家の青年がいた。母が長く患っていて、まったく治る気配がない。そこで村人たちの噂になっていた「万病に効く薬」を手に入れようと思い立つ。

しかし、その薬は人里離れた険しい山の中で

ないと手に入らないという。その山には毒蛇や猛獣がいて、手に入れるのはとてもではないが難しいとされていたが、王福は一大決心をして、その薬を入手するために旅立つことになった。妻には、

「三年で戻る」

と約束した。

しかし三年経っても戻ってこない。母親だけでなく、妻の身体もおかしくなった。痩せこけ、生理が止まってしまったという。

半年遅れでやっと戻ってきた。そして手に入れた薬を母親はもちろん、妻にも与えたところ、二人ともみるみるうちに元気になったという。

村人たちが王福に聞いた。

「その薬の名前は?」

「当帰(人が当然帰るはず)でしょう」

と応えたので、当帰という名がついたという。また**妻の生理が回復したことからも、婦人病の薬ということになった。**

不妊症を治すということは、生理痛などの婦人科の病気にも効果があるということだ。漢方薬局に行けば手に入る。最近、当帰を主成分とする漢方薬は増えてきて、すでに女性の間での人気商品になっているとのことだ。当帰は「女性の宝」とも言われている。

**当帰は、血行を良くして、身体をあたためる作用もある。冷え性、貧血、生理不順、生理痛によく効く。更年期障害による症状にも使う。頭痛、肩こり、のぼせ、めまい、耳鳴り、腰痛に、貧血、冷え性に使う。**

### 荊芥連翹湯《けいがいれんぎょうとう》

紫胡、黄芩、黄連、黄柏、梔子、当帰、芍薬、川芎、地黄、薄荷、荊芥、防風、白芷、桔梗、枳殻、甘草と、多くの生薬から構成されている。最近よく処方される漢方薬の一つである。

**にきび、それも赤みのあるもの、化膿しやすい、かゆみのあるにきびを抑える。白いにきびには効果がない。**

**赤い湿疹にも効く。**

花粉症でも、鼻水、くしゃみが多く、目のかゆみが強い症状に効く。

蓄膿症、それも鼻水がドロドロしていて濃く、いつも鼻づまりで、頭痛の症状が伴う時に有効。

他にも、**扁桃腺、咽頭炎などの急性の喉の痛み、あるいは中耳炎、偏頭痛にも効果を発揮する。**

使う範囲が広い薬。皮膚のトラブル、肌のトラブルにもよく使われる。

**一方で冷え性の人には効かない。胃が弱い人には効かない。**胃を丈夫にする薬と一緒に飲むと、有効になる場合がある。

### 半夏瀉心湯《はんげしゃしんとう》

漢の時代に処方された薬。『傷寒論』に明記されている。

黄芩、黄連、乾姜、人参、半夏、大棗、甘草から構成されている。

半夏という生薬は、嘔吐などを治す薬。ただ、作用が強いので、半夏のみだと副作用が起きることがある。そこで生姜を加えて、副作用を抑えるようにしている。この薬では、乾姜が入っている。大棗も副作用を抑える効果がある。

　このように、長い歴史を持つ漢方薬は、副作用が想定されれば、調合する段階で、副作用を抑える生薬を加えて、副作用が起きないようにしている。

　**急性の胃腸炎、下痢、嘔吐、慢性胃炎に効果を発揮する。**胃酸過多症、ゲップとか、胃のもたれなどにも処方される。ただ、すでに繰り返し症状が起きていると、もう効果はない。

　**飲みすぎの二日酔いで、胃がムカムカしている状態で飲むと効く。**

　生活が不規則で、胃がもたれている場合に、効果的。

　熱のタイプの薬で、舌の苔が黄色、ネバネバしていると効く。舌の苔がなかったり、白っぽかったりすると、あまり効かない。

　虚弱のタイプには使わない。

## 帰脾湯《きひとう》

　宋の時代の処方。『済生方』に明記されている。

　人参、白朮、茯苓、甘草、生姜、大棗、酸棗仁、竜眼、遠志、当帰、黄耆、木香といった多くの生薬から構成されている。生薬が多いということは、処方される用途も広いということを意味している。

　とくに**虚弱体質の人向き。慢性的虚弱の人、あるいは病気の後や手術後、不眠症におち**

**いった人にもよく処方される。**

動悸があり、不安もある、たちくらみがある人にも処方される。体力の回復、精神安定の作用がある。

更年期障害で、かつ虚弱の体質で、不眠症の人に効果がある。

酸棗仁、竜眼、遠志といった生薬に、鎮静、催眠作用があるからだ。

当帰と竜眼には貧血を治す作用がある。したがって、女性の虚弱のタイプで、**出血しやすい、生理が止まらない、あるいは血液の止まりにくい、凝固しにくい体質の人には、改善の効果がある。**

黄耆に強壮作用があり、滋養強壮の効果がある。健忘症の人にも効果がある。

お産の後、神経症になった人にも効果がある。神経痛の人にも効果がある。

**寒のタイプの薬なので、口が渇き、躁のタイプ、虚弱ではない人は効かない。胃にはかえって逆効果、ムカムカ、下痢には合わない。**

### 八《はち》味《み》地《ぢ》黄《おう》丸《がん》

日本では、「八味丸」の名で販売されている。漢方薬の中では、知られている薬ではないか。漢の時代に処方された薬で、『金匱《きんき》要略』に明記されている。

熱地黄、山薬、山茱萸、茯苓、沢瀉、牡丹皮、桂皮、附子の生薬で構成されている。

熱地黄から牡丹皮までの六種類の生薬は、六味腎気丸ともいわれていて、腎気を強くする強壮効果がある。熱地黄と牡丹皮は血液循環を良くする生薬としても知られている。

したがって、**冷え性の人の改善効果がある。**腎気を強くするのだから、老化現象によく処方される。

老化に伴う腰痛、膝の痛み、それも打撲や捻挫によるものではなく、**慢性的な腰痛、膝痛に効果がある。変形性膝関節症、要するに膝に水がたまってしまう症状の改善にもなる。骨粗しょう症、骨の変形などに効く。**

**前立腺肥大、頻尿の人にも効く。**女性の場合、高齢や産後に起こりがちな尿漏れを防ぐ。尿漏れの人はけっこういて、しかし恥ずかしいので、病院に行けないという人たちにお勧めだ。

若い人でも、疲れやすい、無気力、パワーがない人に処方すると、効果がある。

不妊症の人の中には、冷え体質で、卵巣機能の低下があり、排卵しない人たちがいるが、この薬は改善効果がある。

**男性の腎気を強くする作用があり、インポテンツの人にも効果がある。**

糖尿病にも使うことがある。糖尿病が悪化して、腰が痛い、足のしびれなどの合併症が出てきた人に効果がある。

白内障の改善効果もある。難聴、耳鳴りの人にもよく使う。

寒のタイプの薬なので、**ほてり、のぼせのある人、口がよく渇く人、イライラしがちな人、唇の色、舌の色が赤い人、舌が乾燥していて、ひびが入っている場合に合わない。**尿が黄色い人にも使えない。

## 海《かい》馬《ば》補《ほ》腎《じん》丸《がん》

たつのおとしご、鹿茸、オオヤモリの尾、朝鮮人参、当帰などの生薬によって構成されている。

**強壮と疲労回復に有効。**

八味地黄丸は腎気を補うもので、昔の処方、海馬補腎丸は現代の処方。八味地黄丸より効果が強いとされている。

**インポテンツの回復にも有効。**

## 芎《きょう》帰《き》調《ちょう》血《けつ》飲《いん》

今から四〇〇年ほど前、明の時代の薬。『万病回春』に明記されている。

当帰、川芎、地黄、白朮、茯苓、甘草、生姜、大棗、陳皮、香附子、烏薬、益母草、牡丹皮の生薬から構成されている。

香附子には生理調整作用がある。烏薬には鎮痛作用、益母草には生理調整作用、牡丹皮には血のめぐり改善作用がある。

したがって、**この薬は、肥満病、回春の薬。**

**婦人科にもっとも有効な処方。生理不順を治す。**お産の後、生理機能が回復しない、子宮が元に戻らない、授乳中止後、生理が来ない人に処方する。ホルモンのバランスを整える効果がある。

**貧血気味の人、生理痛の人にも効果がある。**

ただし月経過多症で、不正性出血がある人には使えない。虚弱の女性の出血、あるいは手術の後の出血でも使わない。

## 冠元《かんげん》顆粒《かりゅう》

最近開発された処方。華西医科大学の製薬工場で作られている。

丹参、川芎、芍薬、紅花、木香、香附子の生薬で構成されている。

**中年になってから、高血圧傾向のある人に使用される。**

狭心症に処方するのが、もっとも有効なのに、日本では薬局で売る場合、この処方はなぜか認められていない。

瘀血証の人によく効く。**冷え性にもいい。頭痛、頭が重い、肩こり、めまい、動悸の症状に効く。**

### 雲南白薬《うんなんびゃくやく》

故周恩来首相が、国外の要人にお土産として渡していた漢方薬として知られている。一九〇〇年代の初頭に、雲南省で製造されたもので、**止血薬としてすぐに東南アジアに広まった。一九六〇年代、ベトナム戦争が激しさを増した時、どういうルートなのか、アメリカ軍がこの薬の存在を知り、兵士たちの誰もが肌身離さず携帯していたという。**

今では、中国の各家庭に常備されていて、包丁で傷つけて出血したときなどに、ただちに塗ると、傷跡が残らず細菌感染なども防ぐことができる。鼻血、歯からの出血、痔にも効果がある。

また、ねずみを使っての実験段階だが、心筋梗塞の予防、免疫力を高める効果もあるとされている。

生薬の構成は明らかになっていないが、田《でん》三七《さんしち》が主成分であることは間違いない。**田三七に止血作用と、血液促進の活性化作用と、両方の調節機能がある。**中国の生薬には、この両方向調節機能を持った薬が多い。

血液の活性化作用ということは、要するに瘀血を改善することであり、すでにふれたように、瘀血は万病の元なのだから、がん、心筋梗塞、脳梗塞、狭心症、慢性肝炎などを予防する。

## 冬虫夏草《とうちゅうかそう》――金水宝膠嚢《きんすいほうこうのう》

冬虫夏草は、朝鮮人参、鹿茸とならんで、中国では三大滋養強壮珍品とされている。**珍品なのは、いまや幻の生薬といってもいいからだろう。**中国四川省、青梅省、チベットの海抜三〇〇〇メートル以上のところでないと、見つからないし、必ず見つかるとは限らないからだ。

宮廷で評判の高い薬で、唐の時代の則天武后は、咳がひどく、冬虫夏草を愛用していた。咳を止める効果があったためだ。清の時代の乾隆皇帝は六〇年ものの長い政権だったが、元気の秘訣は冬虫夏草だったという。

**止血剤としての効果もあるし、肺機能や、腎機能を高める効果もあるとされている。**冠状動脈の拡張、血液循環の促進、血圧降下、心筋酸素欠乏の耐性改善に効果があることが薬理研究ではっきりしたためだ。がん腫瘍抑制にも効果があったという報告もある。

**免疫力を高める効果がある。**ステロイド剤と比較して、副作用がないのが、良さである。この薬も、両方向調節機能を持っていて、臓器移植手術後に拒絶反応を防ぐため、免疫抑制剤を使用しなければいけないのだが、この場合は、反対に免疫抑制の働きもあることが証明されている。

近年、この薬が有名になったのは、一九九三年にドイツで開かれた世界陸上選手権で、中国の「馬軍団」と呼ばれた選手たちが大活躍したことからである。「馬軍団」の名前の由来は、馬のようにけたたましく走る軍団だからではなく、コーチの名前が馬俊仁だったからで、馬コーチは、選手たちに冬虫夏草のエキスを飲ませていて、そのおかげもあっての高記録だった。

以来、世界の注目を浴びるようになったのである。しかし手に入りにくい薬ゆえ、上海万博の後、上海では一キロ一五〇〇万円もの高値で売られているという。

そこで一九八〇年代、人工培養が研究され、成功したものが「金水宝膠嚢《きんすいほうこうのう》」として販売されている。

**中国では家庭薬として重宝されていて、慢性気管支炎、喘息などの呼吸器系の症状、健忘症、視力減退、聴力減退、頻尿など老化現象、慢性腎炎、糖尿病、インポテンツなどの改善に効果を発揮している。**

## 京万紅《けいまんこう》

褐色のクリーム剤。**やけどの治療に塗ることが多い。**やけどでも二〇日以内に治癒し、傷口も塞がる、やけどの跡も残らないという臨床結果が出ている。

地楡、地黄、当帰、黄連らの生薬から構成され、ことに地楡は、紀元前に編集された医学書に、「刃物による切り傷を治す」との記述があるほど歴史のある生薬である。

私自身の経験でも、中国で文化大革命のさ中、ある工場に落雷があり、死者、怪我人が出た。私が勤務した病院に、やけどの患者が多く搬送され、外科医が治療にあたり、体調が徐々に快復していった。ただ、問題は半年を経ても傷口がそのままで、ほとんど治っていない状態だった。そこで中医学でなんとかならないかとの相談が、私のところにあった。

ただちに地楡の外用製剤を塗布したところ、一ヶ月を経て、傷口が跡形もなくふさがった。患者の方々の治療前の暗い表情と、治療後の明るい笑顔を、今もまざまざと思い浮かべることができる。

## ～中国茶の飲み分けで、健康大増進～

患者さんに、中国のお茶を勧めている。別に中国茶の宣伝をしたいわけでなく、養生法の一つだからだ。体質や、生活習慣、病状を鑑みて、その人にもっともふさわしいお茶として飲んでもらってもいる。

日本でも、かなりの中国茶が出回っている。漢方薬はおいていないという薬局でも、中国茶は何種類もおくようになった。ただ、その理由はというと、ダイエットのためということのようだ。健康を回復するということは、結果としてダイエットになっている場合が多く、問題はないのだが、それぞれのお茶の効能を知っていれば、もっと健康増進につながるはずだ。次ページの表を参考にしていただきたい。

| | |
|---|---|
| 杭菊茶《こうきくちゃ》・野菊茶《のきくちゃ》 | 杭菊茶と野菊茶とがある。風邪をひき、喉が痛い症状の時、喉に膿の分泌物が出たり、熱がある時は、野菊茶がいい。毒をとる、消炎作用がある。喉や目と鼻、皮膚の炎症に効く。<br>声枯れ程度だったら、杭菊茶がいい。アレルギー性鼻炎、花粉症などの症状には杭菊茶がいい。<br>杭菊茶は目の病気にも有効だ。視力改善になる。白内障、緑内障に効果を発揮する。血圧も下げる。精神安定の役割もはたす。 |
| 龍井茶《りゅういちゃ》 | 日本茶というと、緑茶ということになる。静岡茶も宇治茶も味わいがある。中国で緑茶というと、龍井茶。人気のあるお茶だ。日本人にも飲みやすいお茶だろう。<br>集中力をつける、頭をすっきりさせる。頭を使う人、知識人向きのお茶だ。 |
| 夏枯草茶《かこそうちゃ》 | 目の痛み、耳鳴り、夏バテに効き、血圧を下げる効果がある。 |
| 車前草茶《じゃせんそうちゃ》 | 下痢、むくみ、尿の炎症 |
| シソ茶 | アレルギー性鼻炎、咳、くしゃみなどに効果がある。 |

## [ 中医学から見た中国茶の効用 ]

| | |
|---|---|
| ジャスミン茶 | ジャスミンの花の蕾を発酵させたもの。ジャスミンは元々漢方薬としても使われていて、精神安定、睡眠改善、リラックス効果がある。自律神経のバランスにつながる。ストレスがたまっている場合も、飲むことでリラックスできる。心の疲れをとる効果がある。 |
| ウーロン茶 | 利尿作用があり、水の代謝を良くする。脂肪の代謝もよくする。脂の取りすぎの人、肥満の人、むくんでいる人にオススメだ。 |
| 鉄観音 | ウーロン茶の一種。こちらは便秘、冷え症に効果がある。利尿作用もある。 |
| プーアール茶 | 雲南省のお茶。新陳代謝が活発になる。肉類を好んで多く食べるタイプの人は、この薬を飲むことで、脂肪がたまらない。脂肪の分解を促進し、水の代謝をよくする。消化を助ける働きがある。 |
| ナイチ紅茶 | 冷え性にいい。 |
| 五味子茶 | 元気が出る、強壮剤、精神安定、睡眠改善。 |
| 杜仲茶 | 血糖値を下げる、血圧を下げる、骨を丈夫にする。 |

# あとがき

一九九〇年、四四歳のときに、笹川医学奨学金制度研究者の身分で来日してから、すでに二〇年以上が経った。

来日してからは、筑波大学、東邦大学で中国の伝統医学・中医学の臨床の共同研究をした後、徐福中医研究所（漢方薬局・鍼灸院を併設）を設立した。

ところで、「徐福とはどういう人物か？」とよく聞かれる。紀元前二二〇年ごろ、秦の始皇帝の命により、不老長寿の薬を求めて中国から日本に渡来してきた中医学養生法研究家で、中日医学交流の開拓者になった。

来日前、私は、『中医伝日史略』（中医学の日本伝来の歴史）という本を執筆した。執筆中、徐福の記事に触れて、その伝奇性をもった渡日の経緯に強く心を惹かれた。徐福の足跡に沿って、中日医学交流することが、渡日したいとの私の夢になった。

来日して、もっとも感服したのは日本医学の日進月歩の発展ぶりである。例えば、患者第一の医療理念、病院の科学的な管理制度、医療チーム同士の緊密な連携、検査結果の速さ、がんなど疾患の早期診断率の高さ、医療従事者の勤勉さと強い責任感、漢方製剤の高品質性などで、中国が見習うべきところは枚挙にいとまがない。だから、今、中国では来日医療観光ブームが起きている。

一方、中国で二〇年以上の中医学臨床を経験した私からみると、中国の伝統医学の分野において、日本と中国とでは少なからぬ違いがある。

まず、厚生労働省の認可した医療用漢方製剤は古い処方が多く、種類が少ない。約一四〇数種類の製剤の中、一番新しいものでも明の時代（四〇〇年前）の処方で、大半の処方は漢の時代（一八〇〇年前）のものだ。

また、現代社会に多発するがんや、生活習慣病、認知症、アレルギー性疾患、および西洋医学を困らせる難病などに対応する処方が不足している。SARSのような新型ウイルス性疾患にも対応できず、これらの治療については鍼灸治療は保険対象外だ。

日本は高齢化社会に入っている。厚生労働省の発表によると、二〇一一年度の医療費は三七・八兆円に上り、九年連続で過去最高を更新したという。その中でも七〇歳以上の高齢者にかかった費用が全体の四四・九%も占めている。

高齢化社会では当然、がんや心疾患・脳血管系疾患が多発する。中医学を導入し、鍼灸・

気功などコストがほとんどかからない〝未病治療〟が普及すれば、これらの疾患の発病率が減少するだけでなく、医療費の削減に結びつくことは間違いない。

そのため、「日本での中医学の普及に役立てれば……」とずっと願ってきた。


そこで、日本で中医学臨床研究を続けながら、各地の中医学研究会、市民団体、学校などの中医学講師として、中医学臨床、養生法、女性と高齢者の健康法などについての講演、講義を行ってきた。

私が設立した徐福中医臨床研究会は一〇数年来、中医学を愛好する医療従事者のための中医学講義、勉強をする場にもなっている。

そこに集まる受講者や患者さんから、

「もっと詳しい中医学の知識を知りたい」

という要望の声が多く寄せられる。そこで、今までの私の講演、講義、学会・雑誌の論文、患者会報などの内容を一般の人向けにまとめたものが、本書である。

拙著を出版するにあたって、東洋学園大学教授の朱建榮先生、アフラック（アメリカンファミリー生命保険会社）創業者・最高顧問の大竹美喜氏、東京医科歯科大学名誉教授の塩田重利先生、東邦大学医学部名誉教授の平川舜先生など各位からいただいたご支持、ご支援、激励、ご指導に心より感謝の気持ちを表したい。

これまで、応援をいただいた日本財団・日中医学協会・笹川記念保健協力財団の皆さん、筑波大学・東邦大学の研究生活でお世話になった諸先生・友人たち、徐福中医臨床研究会の皆さん、さらに日本中医学会の諸先生にも心からお礼を申し上げたい。

また、拙著の出版、編集で大変お世話になったライターの福沢一郎さん、編集部の皆さんにも感謝申し上げたい。

最後に、誰よりも私を支え続けてくれた愛妻・平野一二美および家族に深く感謝する。

二〇一二年九月

徐福中医研究所　代表　何　仲涛

**何 仲涛**（か ちゅうとう）
1946年生まれ。湖北中医薬大学を卒業。現在、徐福中医研究所代表。日本中医学会所属。1990年3月まで湖北中医薬大学付属病院などで難病の中医学臨床研究に従事。附属病院助教授。1990年4月笹川医学奨学金制度研究者として来日、筑波大学臨床医学系・東邦大学医学部における東洋医学臨床の共同研究（不妊症、男性性機能障害、更年期障害など）を経て、現代病中医研究所・徐福鍼療所所長、新都心中医医院中医研究所所長などを歴任、2010年1月徐福中医研究所を設立。
【連絡先】
徐福中医研究所（徐福漢方薬局・徐福鍼灸院）
〒151－0051 東京都渋谷区千駄ヶ谷5－26－5
代々木シティホームズ1001号
TEL 03－3355－3235 FAX 03－6457－8862
E-mail : jofukuchui@gmail.com

**「中医学《ちゅういがく》」が効《き》く！**

2012年 10月 1日 初版発行

著 者 何 仲涛
発行者 西澤 一守
発行所 株式会社 フォー・ユー
東京都文京区本郷3丁目2番12号 〒113-0033
☎代表 03(3814)3261
発売元 株式会社 日本実業出版社
東京都文京区本郷3丁目2番12号 〒113-0033
☎代表 03(3814)5161 振替 00170-1-25349
印刷／理想社 製本／若林製本

落丁・乱丁本は、送料小社負担にてお取り替え致します。

ISBN 978-4-89376-121-7